INFLAMMATIONS

ET

CATARRHE DE LA VESSIE

—

GRAVELLE

INFLAMMATIONS

ET

CATARRHE DE LA VESSIE

GRAVELLE

DES DIVERS MOYENS DE COMBATTRE CES AFFECTIONS

PAR

Le Dʳ Paul CLAPARÈDE

Édition contenant

60 gravures intercalées dans le texte.
17 dessins lithographiques.
Et une carte géographique des eaux
minérales indiquées dans les maladies
de l'appareil urinaire.

PARIS

ADRIEN DELAHAYE, LIBRAIRE-ÉDITEUR

Place de l'École-de-Médecine.

En publiant ce travail sur quelques-uns des états
morbides les plus importants de l'appareil urinaire,
nous avons voulu surtout mettre en garde le Lecteur
contre certaines idées erronées, et lui faire connaître
en quoi consiste l'affection dont il souffre.

Aujourd'hui chacun veut savoir ce qu'il a, apprécier un peu par lui-même l'origine et la nature de sa
maladie, afin de se surveiller avec plus d'intelligence
et hâter sa guérison.

Ce désir est légitime, il est fondé sur la saine raison, et nous n'hésitons pas à le satisfaire, bien con-
vaincu, du reste, que « la vérité est toujours bonne
à être connue».

Dr P. CLAPARÈDE.

INFLAMMATIONS

ET

CATARRHE DE LA VESSIE

—

GRAVELLE

SÉCRÉTION, ou mieux EXCRÉTION URINAIRE.

Le sang, au contact des glandes, se dépouille de quelques-uns de ses éléments, et ces éléments, modifiés par ces appareils de distillation, deviennent un produit spécial variant d'une glande à l'autre.

Chacun de ces produits de sécrétion est utilisé par le corps humain :

Les larmes servent à faciliter le glissement des paupières sur le globe de l'œil;

La salive est utilisée dans le travail de la digestion;

La sécrétion des muqueuses est destinée à conserver à ces membranes toute leur souplesse, etc.

En résumé, si nous avions à parcourir toutes les

sécrétions produites par le corps humain, et mettant de côté pour un instant celles qui sont destinées à perpétuer l'espèce, pour ne nous occuper que de celles qui assurent l'existence de l'individu, il nous serait facile de démontrer que le plus grand nombre sont appelées à remplir un rôle très-direct dans le jeu des fonctions, tandis qu'un petit groupe, au contraire, est destiné à éliminer à tout jamais du corps les matériaux usés de l'organisme, ainsi que certains prin cipes inutiles que les hasards de l'alimentation ont introduits dans le torrent circulatoire.

Sans avoir à approfondir la question, il est aisé de juger du degré d'importance de celles-ci, puisque leur rôle est d'épurer l'organisme, et d'apprécier surtout combien le simple défaut d'intégrité parfaite des rouages qui les élaborent doit avoir du retentissement dans l'ensemble de l'économie.

Nous dirons seulement que le foie, la peau et les poumons, indépend mment d'autres fonctions qui leur incombent, prêtent leur concours aux reins pour ce grand travail d'épuration. Étudions immédiatement ces derniers, qui sont les organes privilégiés et spéciaux de la sécrétion excrémentielle.

Reins.

Les reins, appareils de la sécrétion urinaire, sont au nombre de deux, placés chacun, chez la plupart des sujets, à une égale hauteur, contre la colonne vertébrale, sur le point le plus élevé de l'abdomen.

Fig. 1.

Appareil de l'excrétion urinaire.

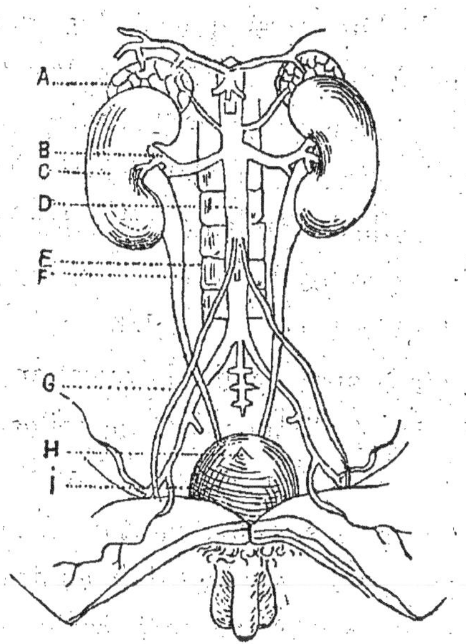

A. Capsules surrénales	E. Colonne vertébrale,
B. Artères rénales.	F. Uretères.
C. Reins.	G. Artères spermatiques.
D. Aorte d'où émanent les artères.	H. Ouraque.
	I. Vessie.

Le rein gauche est en partie recouvert par la rate; le rein droit est en partie recouvert par le foie. Ils sont retenus, l'un et l'autre, dans la position qu'ils occupent par une enveloppe cellulo-fibreuse, émanant du péritoine, vaste membrane qui tapisse toute la cavité de l'abdomen. Cette enveloppe est une véritable capsule dans laquelle chacun d'eux est logé, capsule disposée de telle sorte que les reins ne peuvent se déplacer ni vers le haut, ni en dehors, tandis que, au contraire, ils ne rencontrent que de faibles obstacles pour se porter dans les autres directions. Enfin nous trouvons dans la texture de cette capsule une substance graisseuse susceptible d'un grand développement, qui concourt, elle aussi, pour une large part à la fixité de cet organe, tout en lui servant d'agent de protection.

Les reins, dont la forme rappelle beaucoup celle d'un haricot ou d'une fève, ont une longueur moyenne de 12 centimètres sur 6 centimètres de largeur ; leur poids, pour chacun, s'élève ordinairement à 170 grammes.

La face antérieure, qui regarde à la fois en avant et en dehors, est convexe, tandis que la face postérieure est presque plane.

Le bord externe est convexe, le bord interne est concave. C'est sur ce dernier que l'on constate l'ouverture destinée au passage des vaisseaux et conduits qui pénètrent dans cette glande, ou en sortent.

L'extrémité supérieure, placée exactement au niveau de la douzième vertèbre dorsale, est plus volumineuse que l'extrémité inférieure. C'est sur la partie la plus élevée de l'organe que se trouve placée la capsule surrénale.

FIG. 2.

Coupe du rein.

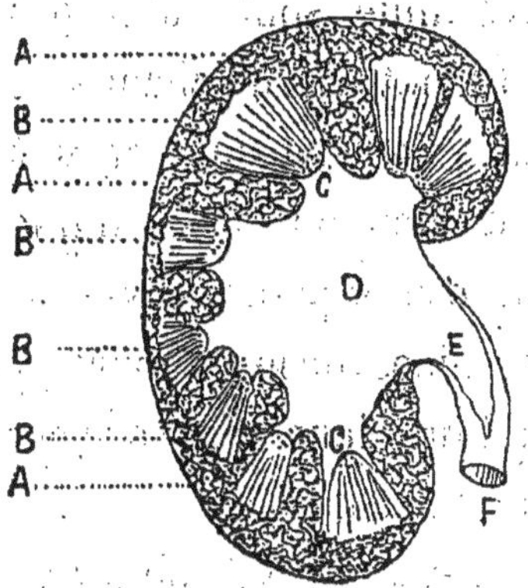

A. A. A. Substance corticale.
B. B. B. B. Couche tubuleuse.
C. C. Calices.

D. Bassinet.
E. Commencement de l'uretère.
F. Uretère.

Étudiés dans leur organisation intime, les reins présentent d'abord une portion extérieure dite *substance corticale*, presque molle, colorée en rouge peu foncé, substance que l'analyse montre composée en très-grande partie de petits corpuscules ou *glandules de Malpighi*, dont le rôle est d'extraire l'urine de ces nombreux et petits vaisseaux sanguins que nous trouvons sur ce point. Enfin on découvre au sein de ce tissu tout un système de canaux tortueux, *tubes uriniferes*, destinés à conduire l'urine que les glandules de Malpighi viennent de sécréter.

La seconde portion, celle-ci profonde, dite *couche tubuleuse*, est constituée par la réunion de ces mêmes tubes uriniferes devenus rectilignes et rassemblés en faisceaux. Ces groupes, au nombre de huit à dix, bien distincts les uns des autres et revêtant tous la forme d'une pyramide, sont enfouis dans la substance corticale. Le sommet seul de chacun de ces faisceaux s'en affranchit, s'en détache, et vient faire saillie sous forme de mamelon percé d'une vingtaine de trous, au fond d'une petite cavité appelée *calice*. Chacun de ces calices mesure environ un centimètre, et présente à l'intérieur une surface parfaitement unie et légèrement colorée en bleu. Ces huit ou dix calices ne sont, à vrai dire , que les vestibules d'une même cavité dite *bassinet*. Celle-ci a l'aspect d'un entonnoir aplati ; sa grosse extrémité est logée dans le rein, tandis que la petite devient le commencement de l'uretère.

En somme, après avoir parcouru les tubes flexueux et les tubes rectilignes , après avoir franchi les ouvertures siégeant sur les mamelons, l'urine arrive ainsi dans un premier réservoir situé dans le rein.

Elle en sort par un seul conduit l'*uretère*, qui l'amène dans la vessie.

Les *deux uretères*, celui du rein droit et celui du rein gauche, sont deux conduits d'une longueur de 25 à 30 centimètres, se dirigeant de dehors en dedans, et de haut en bas. Dans la plus grande partie de leur trajet, sauf cependant à leur origine, où ils sont très-évasés, ils ont seulement le calibre d'une plume à écrire ; mais, sous l'influence d'un état morbide, ils

peuvent se laisser distendre dans de très-fortes proportions. Pour pénétrer dans la vessie, les uretères
traversent en biseau la paroi vésicale sur un trajet
de 10 à 15 millimètres. Cette disposition anatomique
a pour but de s'opposer au retour de l'urine dans
l'uretère, quelle que soit du reste la pression qu'aura
à subir la vessie. Il est évident, en effet, que,
grâce à cette heureuse conformation, le canal, taillé
aux dépens de la paroi vésicale, se trouvant comprimé
et anéanti au moment où la vessie se contracte pour
chasser l'urine, ce liquide ne peut plus s'engager
que dans la seule voie qui lui reste ouverte, dans le
canal de l'urèthre.

Vessie.

La vessie est ce réservoir musculo-membraneux
dans lequel le liquide urinaire vient s'accumuler
jusqu'au moment où, la volonté aidant, une nécessité
impérieuse oblige à le chasser au dehors.

Placée à peu près au centre du corps humain, au-
devant de l'intestin-rectum chez l'homme, et au-
devant de l'utérus chez la femme, elle est protégée en
avant, dans l'un et l'autre sexe, par l'os pubis. Elle
est maintenue dans cette position, en haut par
un ligament qui l'assujétit au nombril, le cordon de
l'ouraque, dernier vestige d'un conduit qui, pendant
la première partie de la vie intra-utérine, mettait en

communication la vessie du fœtus avec les organes de la mère; en bas, la vessie prend un point d'appui sur la prostate chez l'homme, et chez la femme

FIG. 3.

Section du bassin chez l'homme.

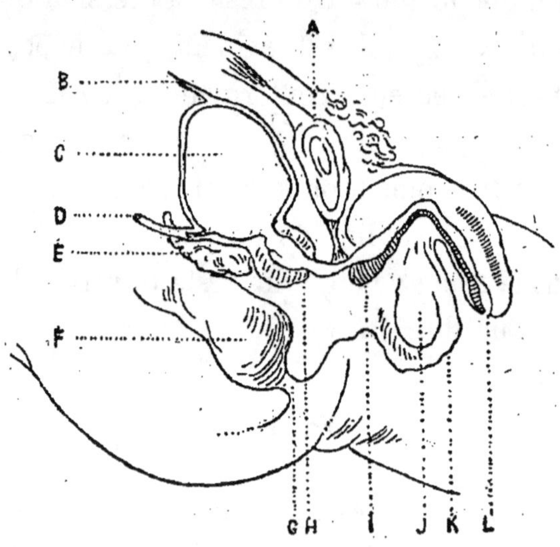

A. Os pubis.	G. Anus.
B. Ouraque.	H. Glande prostate enveloppant
C. Vessie.	la première portion du canal
D. Uretère, au moment où ce	de l'urèthre.
conduit pénètre dans la	I. Bulbe de l'urèthre.
vessie.	J. Testicule.
E. Vésicule séminale.	K. Scrotum.
F. Intestin-rectum.	L. Méat urinaire.

sur la paroi supérieure du vagin. Enfin, en arrière et sur les côtés, elle est en rapport direct avec la vaste membrane dite péritoine, qu'elle refoule plus ou moins selon son degré de plénitude, mais dont elle

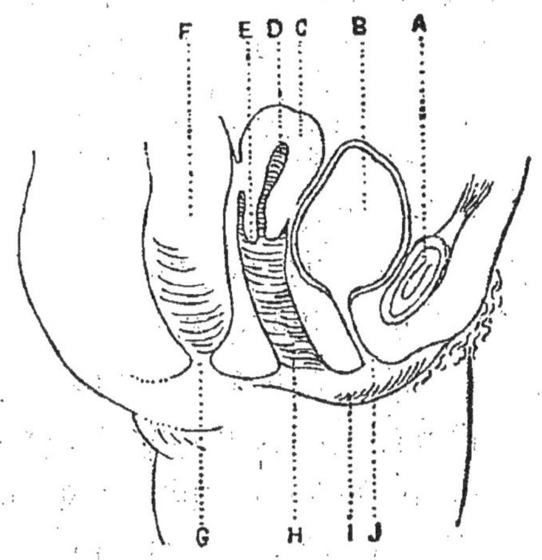

FIG. 4.

Section du bassin chez la femme.

A. Os pubis.	F. Intestin-rectum.
B. Vessie.	G. Anus.
C. Utérus ou matrice.	H. Vagin.
D. Cavité de l'utérus.	I. Grande lèvre.
E. Col de l'utérus.	J. Méat urinaire.

ne se sépare pas à cause du tissu cellulaire qui les relie ensemble.

Quand ces moyens de fixité ne sont pas suffisants pour tenir la vessie dans sa position normale, elle peut, par exemple, pousser devant elle la paroi supérieure du vagin (cystocèle vaginale), ou s'engager dans le canal inguinal situé dans le pli de l'aine (cystocèle inguinale), ou dans le canal crural placé au-dessous sur la cuisse (cystocèle crurale), ou bien encore, ce qui est très-rare, distendre le périnée et faire saillie sous la peau de cette région. Ce sont là tout autant de faits pathologiques connus sous le nom de *hernies de la vessie.*

Étant donné le but de cet organe, il est évident que ses dimensions et l'espace qu'il occupe dans le bassin présenteront les plus grandes variétés d'un instant à l'autre. On estime généralement que ce réservoir peut contenir en moyenne de 500 à 800 grammes de liquide ; cependant il faut dire que dans des cas tout à fait exceptionnels on en a eu retiré jusqu'à 6 litres d'urine, et même davantage. Quand il présente une dilatation moyenne, il mesure environ 12 centimètres de hauteur, 10 centimètres sur les côtés, et 8 centimètres d'avant en arrière. Dans le fait extraordinaire que nous venons de citer, la vessie devait atteindre et refouler le foie.

L'habitude du sujet, exagérée dans un sens ou dans l'autre, a nécessairement des conséquences sur la capacité de cet organe, et, sans parler ici de l'opinion générale qui veut que la femme ait ce réservoir plus spacieux, il est certain que, toutes choses égales d'ailleurs, la personne qui attendra que le besoin soit impérieux pour le satisfaire aura, par la suite des années, une vessie d'une capacité supérieure à celle qui par excès de précaution la videra sans nécessité. Nous verrons plus tard que certaines maladies ont une action sur les dimensions de ce viscère,

La vessie, considérée dans son ensemble et selon son axe, se dirige d'après une ligne fictive allant de l'ombilic à l'anus.

Ce réservoir, alors qu'il est suffisamment distendu pour indiquer sa forme réelle, prend l'aspect d'un ovoïde dont la petite extrémité ou sommet est dirigée en haut, tandis que la grosse extrémité regarde en bas.

Division. —En chirurgie, on est convenu d'appeler *fond de la vessie* ou *sommet* la partie la plus élevée de cet organe, et *bas-fond* la partie la plus déclive, réservant le nom de *corps* à la partie intermédiaire.

On divise encore cet organe selon ses faces.

Face extérieure de la vessie. — Elle présente six régions :

1° *Région antérieure*. — Directement en rapport avec l'os pubis, dont elle n'atteint pas la limite supérieure quand l'organe est vide, mais qu'elle franchit de quelques centimètres dès qu'il est plein de liquide. Il est digne de remarque que, dans cette ascension, le péritoine vient se loger entre cette face et les parois abdominales. C'est à la partie inférieure de cette région que se trouvent des faisceaux de fibres, *ligaments antérieurs de la vessie*, destinés à relier cet organe avec les parties voisines.

2° *Région postérieure*. — Celle-ci répond, ainsi

que nous l'avons vu, au rectum chez l'homme, et à l'utérus chez la femme, dont elle est toujours séparée par le péritoine. Quand la vessie est vide, on voit de plus se glisser entre ces organes quelques circonvolutions de l'intestin grêle.

3° *Région supérieure* ou *sommet de la vessie*, recouverte par le péritoine qui l'isole des intestins. C'est au centre de cette région qu'on remarque l'ouraque.

4° et 5° *Régions latérales*. — Quand le réservoir urinaire est vide et qu'il se trouve affaissé sur lui-même, ces deux régions ne sont plus que des bords; mais ceux-ci deviennent des faces dès que le liquide en s'accumulant tend à redresser cet organe. Nous avons à remarquer ici la présence des canaux déférents, qui côtoient cette région pour se diriger en arrière, en dedans et en bas.

6° *Région inférieure* ou *base de la vessie*. — Chez l'homme, elle est contiguë au rectum en arrière et au centre, aux canaux déférents et aux vésicules séminales sur les côtés, à la prostate en avant.

Chez la femme, elle est immédiatement en rapport avec la paroi supérieure du vagin.

Face interne de la vessie. — Ce réservoir est tapissé à l'intérieur par une membrane muqueuse disposée, avec l'âge, à se laisser distendre par les fibres de la couche musculaire placée plus profondément. Cette conformation anatomique, en s'accentuant, revêt chez certains sujets un caractère tel, que ce viscère prend alors le nom de *vessie à colonnes*, ou bien encore celui de *vessie à cellules*, selon le cachet spécial de cette exagération.

La base de la face interne de cet organe est la plus intéressante à connaître pour le chirurgien. Nous la diviserons en deux portions.

Fig. 5.

Vessie incisée crucialement ; les quatre lambeaux sont étalés et retenus par quatre épingles, afin de montrer la disposition intérieure de cet organe.

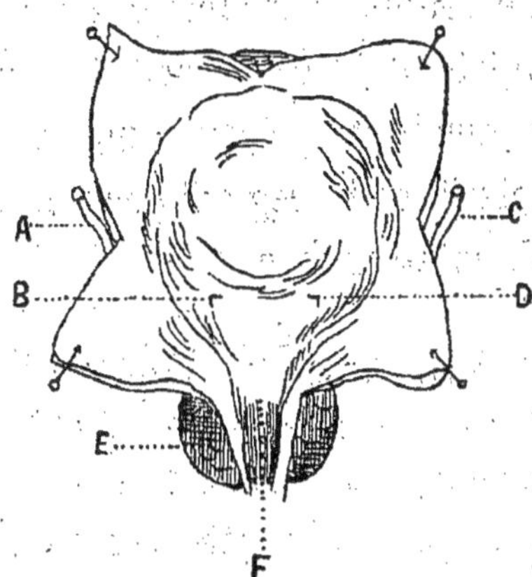

A. Uretère droit.

B. Ouverture de l'uretère droit dans la vessie.

C. Uretère gauche.

D. Ouverture de l'uretère gauche dans la vessie.

E. Glande prostate embrassant la première portion de l'urèthre.

F. Sommet du trigone vésical, dont la base est constituée par les deux ouvertures urétérales.

Une portion antérieure, plane et presque toujours lisse, de forme triangulaire, ce qui lui a valu le nom de *trigone vésical*; et une portion postérieure à celle-ci, excavée au contraire de façon à présenter une fosse plus étendue de droite à gauche que d'avant en arrière : on l'appelle *bas-fond de la vessie*. Le trigone vésical est donc un espace limité par trois angles, deux situés en arrière et sur les côtés, et un central dirigé en avant. L'antérieur, appelé *col de la vessie*, est occupé par l'ouverture du canal de l'urèthre ; les deux postérieurs sont occupés par les ouvertures des uretères. Chacun de ces angles est placé à une distance égale des autres, mais cet espace n'est pas toujours égal à lui-même, il varie selon le degré de plénitude de la vessie ; c'est ainsi que lorsque le réservoir est vide, ces angles et leurs ouvertures sont séparés les uns des autres de deux à trois centimètres, tandis que cet espace s'accroît du double quand l'urine distend complètement la vessie.

Quant au *bas-fond*, il varie beaucoup de capacité d'un sujet à l'autre. Tout ce que nous avons à en dire, c'est qu'il reçoit les premières gouttes d'urine au moment où elles sortent des uretères, et que c'est encore dans cette cavité que nous trouverons accumulée la portion du liquide que le sujet n'aura pu chasser en urinant. Enfin, nous verrons plus loin que c'est dans le bas-fond de la vessie que les graviers tendent naturellement à se placer.

Structure de la vessie. — Une incision traversant la vessie de part en part rencontre, de l'extérieur à l'intérieur :

1° Une membrane séreuse, le péritoine;

2° Une couche cellulaire;

3° Une membrane musculeuse;

4° Une nouvelle couche cellulaire;

5° Une membrane muqueuse.

Enfin on trouve disséminés dans l'épaisseur de ce réservoir des vaisseaux et des nerfs.

Ce que nous avons dit du péritoine nous dispense de revenir sur cette membrane.

Quant aux deux couches cellulaires, elles sont là pour relier entre elles les trois membranes qu'elles séparent. Il ne nous reste donc plus qu'à parler des deux membranes profondes.

La *membrane musculeuse* est composée de trois couches de fibres superposées. La plus superficielle est constituée par des fibres longitudinales, d'une belle coloration rouge, partant du col de la vessie et rayonnant vers les parties les plus éloignées de ce viscère. Les fibres de la couche moyenne sont au contraire placées circulairement autour de l'organe. Quant à la couche profonde, elle est constituée par des fibres encheyêtrées les unes dans les autres, et dont il n'est pas aisé de suivre la direction à cause des anastomoses nombreuses qu'elles s'envoient réciproquement. Cependant, en les examinant de très-près, on parvient à saisir que la plupart de ces fibres se rapprochent du col pour constituer là, à l'origine de l'urèthre, un véritable anneau de un centimètre de longueur, ou *sphincter de la vessie*, dont le rôle est à la fois de mettre obstacle à l'issue de l'urine, en dehors de l'acte volontaire qui la chasse hors de son réservoir, et d'empêcher, chez l'homme, que le liquide fécondant s'engage dans la vessie au moment où il parvient dans le canal de l'urèthre.

En terminant, nous devons dire que c'est à cette couche de fibres musculaires que la face interne de la vessie doit cet aspect spécial dont nous parlions plus haut.

La *membrane muqueuse* est excessivement ténue et lisse. Le tissu cellulaire qui existe au-dessous d'elle ne la relie que faiblement à la couche musculeuse.

Urèthre.

Le canal de l'urèthre est le conduit excréteur de l'urine chez la femme et chez l'homme; chez ce dernier, il est de plus le conduit qui livre passage à la semence.

Étudions-le d'abord chez l'homme.

Ce canal, qui fait suite au col de la vessie, se dirige d'abord en bas et en avant dans la direction du bord inférieur de l'os pubis. Après un parcours de trois centimètres et demi environ, il se trouve placé à deux centimètres au-dessous de cet os. A ce moment, il se dirige en haut et en avant; mais bientôt

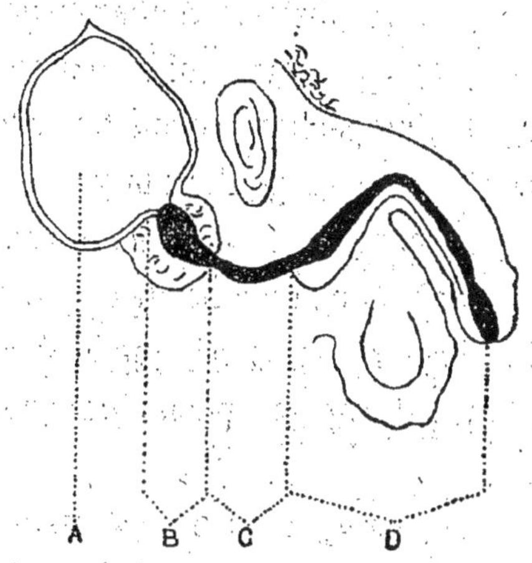

Fig. 6.

Canal de l'urèthre.

A. Vessie. C. Portion membraneuse.
B. Portion prostatique. D. Portion spongieuse.

après, dès qu'il a parcouru dans sa marche ascendante un espace supérieur à peine à un centimètre, il reprend une direction pareille à celle qu'il avait, et de nouveau il s'incline à peu près verticalement en bas jusqu'à sa terminaison. En somme, dans l'ensemble de son trajet et à l'état de repos, ce canal suit la double courbure d'une S.

On divise l'urèthre en trois portions :

1° *Portion prostatique.* — Ainsi désignée parce qu'elle traverse la glande prostate, dont la description trouve ici sa place,

La *prostate* est située derrière le pubis, au niveau du col de la vessie, qu'elle embrasse à la façon d'une virole. Cette glande, qui ressemble assez bien à une châtaigne, présente une base ou grosse extrémité dirigée en haut et en arrière, tandis que le sommet suit une direction diamétralement opposée, ce qui revient à dire qu'elle est placée dans le sens même de la première portion du canal de l'urèthre. Dans cette position elle présente une *face antéro-supérieure* convexe, en rapport avec la face postérieure de l'os pubis, dont elle est séparée par des fibres qui vont de l'un à l'autre de ces deux organes; et une *face postéro-inférieure* légèrement concave, éloignée du rectum par une membrane musculeuse à laquelle elle adhère par du tissu cellulaire. Les *parties latérales* sont entourées par le muscle releveur de l'anus.

Chacune des faces mesure en moyenne 3 centimètres de longueur et 4 centimètres de largeur.

Le canal qui traverse la prostate de la base au sommet se rapproche beaucoup plus de la face pubienne que de la face rectale. Son diamètre est d'un demi-centimètre environ.

Indépendamment de ce canal destiné à loger l'urèthre, nous trouvons dans cette glande deux autres canaux situés sur les côtés, dans lesquels s'engagent les conduits éjaculateurs. Ajoutons, en terminant, que la prostate, très-friable quoique fort dense, est constituée par une grande agglomération de glandules emprisonnées dans du tissu musculaire. De chacune de ces glandules se dégagent tout autant de petits conduits excréteurs versant de l'humeur prostatique dans le canal de l'urèthre.

Revenons à notre point de départ, au canal de l'urèthre. Nous disions qu'une portion du conduit excréteur de l'urine, dite *portion prostatique*, traversait la glande dont nous venons de nous occuper. Sur ce point de l'urèthre nous trouvons de nombreux orifices glandulaires par où s'échappe l'humeur prostatique, une crête centrale, *verumontanum*, de un centimètre et demi de longueur, et enfin l'embouchure des deux conduits éjaculateurs.

Au sommet du verumontanum on découvre une fente dirigée d'avant en arrière, orifice d'une petite poche dite *sinus de Morgagni*. Dans ce sinus s'accumule un liquide venant des petites glandes logées dans l'épaisseur de ses parois, liquide qui est chassé dans l'urèthre au moment de l'éjaculation. Chez le vieillard, ces glandes microscopiques sont presque toujours le siége de concrétions pierreuses.

2° *Portion membraneuse*. — Celle-ci est d'un diamètre inférieur à celui des deux autres portions de l'urèthre. Elle [est dirigée de haut en bas et d'arrière en avant, et mesure à peine un centimètre et demi dans tout son parcours. Le peu d'épaisseur relative de ses parois lui a valu le nom qu'elle porte; mais en échange, elle est entourée d'une forte couche de fibres musculaires, ayant souvent plus d'un demi-centimètre d'épaisseur, et constituant ainsi un anneau d'une puissance telle, que la sonde a quelquefois de la difficulté à le franchir. Les rétrécissements dits spasmodiques sont essentiellement localisés sur ce point du canal.

3° *Portion spongieuse.* — Elle constitue la majeure partie de l'urèthre, c'est-à-dire toute cette portion enveloppée par le corps spongieux, présentant à son origine un renflement dit *bulbe*, et à sa terminaison un second renflement, le *gland*. Au lieu de s'engager dans le bulbe, il est à remarquer que le canal de l'urèthre le laisse intact au-dessous de lui, et ce n'est qu'un peu plus en avant qu'il pénètre dans l'épaisseur de ce tissu érectile.

Les deux glandes de Cowper siégent à la base du bulbe et viennent s'ouvrir dans la portion spongieuse du canal de l'urèthre, où elles déposent un mucus épais, au début de l'acte vénérien.

Considéré dans son ensemble, le canal de l'urèthre est constitué par deux tuniques, l'une musculaire d'une épaisseur moyenne d'un millimètre, l'autre muqueuse extrêmement mince et blanche dans toute son étendue, sauf cependant au niveau du gland, où elle prend une teinte rosée très-appréciable, surtout autour du méat urinaire. Quant au diamètre de ce canal, il est loin d'être identique dans toute son étendue. Les parties les plus larges sont situées dans

l'épaisseur du gland (fosse naviculaire), au niveau
du bulbe et au centre de la glande prostate.

La longueur de ce canal est de 16 centimètres
environ.

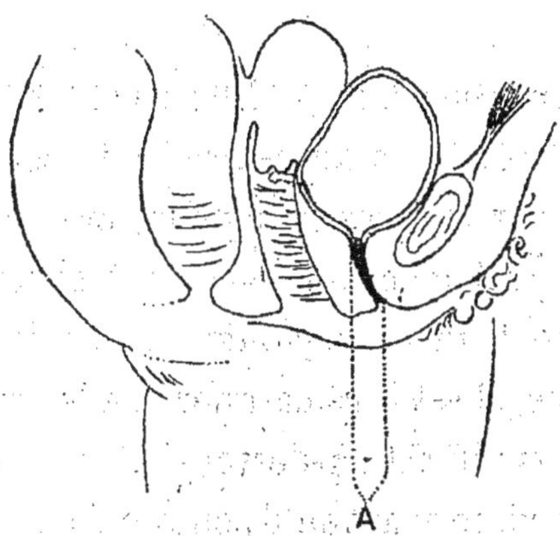

A. Canal de l'urèthre de la femme.

Chez la femme, l'étendue de l'urèthre oscille entre
2 centimètres et demi et 3 centimètres. Sa direction,
quelquefois rectiligne, est, dans la pluralité des cas,
oblique en bas et en avant avec une légère courbure
à concavité supérieure.

Ici l'orifice externe n'est pas, comme chez l'homme,
représenté par une fente; il affecte la forme circulaire,
tout comme l'orifice interne. Quant aux deux tuniques, musculaire et muqueuse, elles n'offrent aucune
particularité digne de remarque.

Urine.

Nous avons dit que l'urine venait du sang, et que c'étaient les reins qui la distillaient. Ce fait physiologique se produit dans la substance corticale de ces deux organes, à l'aide de plusieurs appareils que nous reproduisons ici.

FIG. 8.

Substance corticale du rein, vue au microscope.

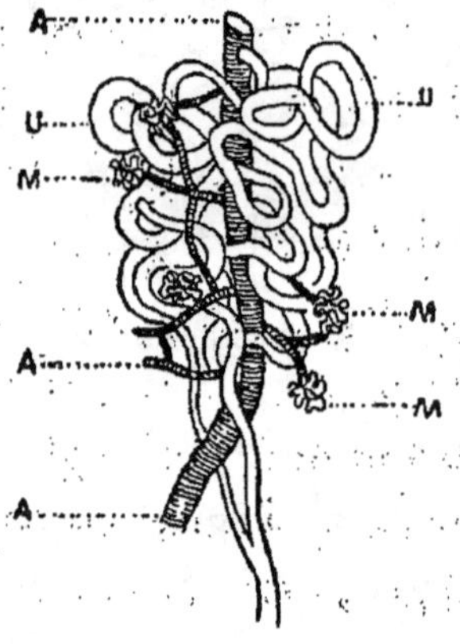

A. A. A. Artères.
U. U. U. Tubes urinifères.
M. M. M. Glandules de Malpighi.

Étant donnés d'une part les tubes urinifères U, U, U, qui contiennent de l'urine, et de l'autre les artères A. A. A, qui contiennent du sang rouge, on voit que le trait d'union qui relie ces deux ordres de canaux contenant des liquides si différents est constitué par une multitude de petites glandes ou

corpuscules de Malpighi; ce sont donc ces corpuscules qui font le travail physiologique, qui distillent
l'urine du sang. En principe, il est certain que ce
n'est pas une œuvre de transformation opérée par
ces glandes, mais plutôt un simple travail de sépa-
tion ou de filtration; cependant nous devons faire
remarquer une circonstance anatomique qui pourrait
bien modifier la rigueur de ce principe. Quand on exa-
mine avec soin les tubes urinifères, on s'aperçoit bientôt que, contrairement à une loi générale, ils sont d'a-
bord d'un volume relativement gros, et plus bas vont
en diminuant de calibre. Si nous joignons à cela la
considération qu'ils sont tapissés d'une très-légère
membrane identique à celle des corpuscules, et enfin
si nous tenons compte de leurs flexuosités, c'est-à-dire
de cette façon de progresser qui ralentit la marche
de l'urine et la maintient plus longtemps en rapport
avec les parois de ces conduits, on est amené à conclure que les tubes urinifères, au moins dans leur
première portion, pourraient bien avoir un autre
but que de conduire un liquide, et dans ce cas être
très-probablement des instruments actifs dans la
composition définitive de l'urine.

Quoi qu'il en soit, il faut remonter au-delà des
reins, si nous voulons trouver l'origine de ce liquide
excrémentitiel, et la chercher dans le sang.

Allons droit au fait.

Tout ce qui nous vient du monde extérieur et qui

pénètre nos tissus a pour but de faire face à l'usure de nos organes, et, en les reconstituant constamment, d'entretenir le jeu des fonctions dont la résultante est la vie. Nos organes ne s'usent pas sans laisser des résidus, et, de même qu'il leur faut des aliments solides, liquides et gazeux, de même nous trouvons dans leurs détritus des corps sous ces trois aspects. Les poumons introduisent les gaz nécessaires et rejettent les gaz devenus inutiles; les appareils de la digestion fournissent les aliments solides et liquides; et ce sont la peau, le foie et surtout les reins, qui éliminent les résidus solides et liquides.

La fonction urinaire doit donc être définie : la fonction par laquelle sont expulsés les principes liquides et solides tenus momentanément en dissolution dans le sang, et provenant des détritus de nos tissus. Qu'on nous permette ce méchant anagramme: les urines sont les ruines de notre corps. Pour être plus rigoureusement dans le vrai, il faut ajouter que le liquide excrémentitiel contient encore des éléments fournis en trop grande quantité par l'alimentation. En effet, nous savons déjà que le sang charrie non-seulement les résidus ou produits de désassimilation de nos organes, mais encore et surtout les éléments de la digestion qui vont les reconstituer et les vivifier. Or, si l'un de ces éléments est fourni en trop grande abondance, au-delà du besoin de la reconstitution de nos organes, ceux-ci gorgés n'en voudront plus, et cet élément restera dans le sang jusqu'au moment où, au contact des reins, il passera dans l'urine et sera rejeté au dehors, dissous dans ce liquide.

Déjà, d'après ce simple énoncé, il est facile de se rendre compte pourquoi l'analyse de l'urine présente des différences si sensibles, non-seulement sur des sujets différents, mais sur la même personne, selon le moment du jour où l'expérience est faite. Et puisque nous savons maintenant que les tissus désassimilés de l'organisme tout entier constituent la base du liquide urinaire, nous ne serons pas surpris encore si, un dérangement fonctionnel survenant, morbide ou non, local ou général, amenant nécessairement un trouble dans la nutrition de tel ou tel point du corps, on constate aussitôt une différence dans l'analyse de l'urine.

Il y a quelques années encore, les ouvrages les plus complets sur la matière énuméraient à peine quelques éléments dans le liquide excrémentitiel. Aujourd'hui les progrès incessants et rapides de toutes les branches de la science humaine ne permettent plus de se contenter d'un exposé aussi simple; cependant, ne voulant pas fatiguer l'attention du lecteur par les analyses chimiques de chacun des corps qui la composent, nous donnerons seulement la nomenclature de ceux-ci:

Corps organiques.

Urée.................... 20 à 30 gram. par 1000 gram. ou lit.
Créatinine .... 1 gram.   —
Créatine, ... quelques traces   —
Acide urique.............. 35 centigram.   —
Acide hippurique......... 30 centigram.   —
Xanthine,................ quelques traces   —
Acide phénique,........... traces   —

Corps inorganiques.

Chlor. de sodium (sel marin) 10 gram.   —
Phosphate de soude....... 2 gram.   —
Sels ammoniacaux .... 60 centigram.   —
Phosphate de magnésie .... 50 centigram.   —
Phosphate de chaux....... 30 centigram.   —
Sulfates { de chaux / de soude / de potasse } quelques traces —
Azotates ....   —   —
Chlorure de potassium ..... —   —
Fer ....   —   —
Peroxyde d'hydrogène..... —   —
Acide silicique ....   —   —

Matières colorantes.

Urochrome
Uroxanthine } très-faibles quantités.

Quel que soit le nombre des principes contenus
dans l'urine, l'attention s'arrête bientôt sur l'urée,
dont les proportions sont de vingt à trente grammes
pour un litre de liquide. En effet, c'est bien là en
dernière analyse le principal produit de la méta-

morphose subie par la matière vivante désorganisée, et c'est en se transformant en ammoniaque que ce produit azoté et animé redevient principe minéral et retourne dans le monde inorganique jusqu'au jour où, dédoublé en azote et en acide carbonique, il sera re-pris en sous-œuvre par un végétal ou par un animal qui se l'identifiera encore ; car tout se transforme, tout se modifie, rien ne se perd : telle est la loi de l'éternelle matière.

INFLAMMATIONS DE LA VESSIE.

La *cystite*, inflammation d'une partie ou de la totalité du réservoir urinaire, est une maladie que l'on constate quelquefois à l'état d'entité morbide, mais qui survient principalement, soit par voie de continuité, alors qu'un organe voisin est en souffrance, soit quand la vessie elle-même est déjà le siége d'une affection pathologique.

Nous ferons de cette maladie quatre groupes distincts :

1° *Cystite aiguë du corps de la vessie ;*

2° *Cystite chronique ;*

3° *Cystite spécifique cantharidienne ;*

4° *Inflammation du col de la vessie.*

En pratique, la démarcation entre ces diverses espèces perd un peu de son importance, ou du moins il y a souvent fusion entre les unes et les autres, avec prédominance toutefois de l'une d'entre elles.

Cystite aiguë.

Causes. — Dès que les reins ont élaboré l'urine, que ce liquide se trouve dans la vessie ou ailleurs, il devient corps étranger et tend vers une transformation de ses éléments. Si donc le réservoir urinaire le conserve trop longtemps, si l'élimination est imparfaite, au point de ne laisser s'écouler que le trop-plein, ainsi qu'il advient quand il y a rétention, ce liquide pernicieux développera bientôt une cystite. Telle est en première ligne l'une des principales causes de l'inflammation de la vessie, l'une de celles dont les conséquences sont les plus graves si la rétention, par sa nature, n'est pas facile à vaincre. La présence d'une pierre, d'un corps étranger quelconque, est souvent aussi la cause d'une fluxion sanguine identique. Il est même bien rare que le calculeux n'éprouve à de certains intervalles les premiers signes de cette maladie; et si, relativement, la phlegmasie ne prend pas souvent de très-fortes proportions, le malade le doit à cette habitude morbide qui fait qu'un organe, quel qu'il soit, s'aguerrit contre l'agent qui le blesse et ne réagit que faiblement jusqu'au jour où, sous l'influence d'une mauvaise disposition, après une fatigue exceptionnelle, un écart de régime ou pour toute autre raison, le mal parcourt toutes ses périodes et atteint rapidement son summum d'intensité. Dans ce même ordre de causes nous devons ajouter la présence de la sonde dans la vessie, qui blesse quelquefois l'organe sur un point très-limité, amène là une irritation dont l'étendue va grandissant et embrasse bientôt tout le réservoir. Quand la vessie est atteinte directement par un instrument piquant, tranchant, la complication à redouter est encore la cystite; et il n'est pas de chirurgien qui n'ait eu à combattre cet accident après quelques opérations de taille. En somme, toute cause irritante intéressant directement la vessie, soit qu'elle vienne du dehors, soit qu'elle se développe au dedans, comme un calcul, un fongus, une ulcération, une tumeur de mauvaise nature, etc., etc., est susceptible de développer une inflammation dans les parois de ce viscère.

Il n'est pas indispensable même que l'organe soit directement atteint, l'irritation peut lui être communiquée de proche en proche en suivant le trajet des conduits de l'appareil urinaire, et, soit du côté des reins et des urétères, soit du côté de l'urèthre, une cause irritante arriver jusqu'à lui. C'est ainsi que l'inflammation des reins ou une altération organique quelconque de l'un de ces viscères amènera facilement une cystite, et d'autre part une injection très-irritante pratiquée dans le canal de l'urèthre favorisera le développement de la même maladie, non pas que l'injection ait pénétré dans l'organe,

mais parce que la région prostatique vivement surexcitée ne tardera pas à transmettre à la vessie une
altération de même nature. La blennorrhagie uréthrale agit de la même manière : le siége de l'inflammation de la muqueuse grandissant constamment se rapproche de la vessie et détermine chez
quelques sujets une véritable cystite. Toutes les maladies de la prostate, glande dont les conduits ou-
vrent dans l'urèthre, agissent dans le même sens et
laissent craindre la même affection morbide. Enfin,
citons en passant les excès vénériens comme une
des causes de cette maladie.

Les altérations des organes voisins de l'appareil
urinaire, et plus spécialement de la vessie, déterminent souvent l'inflammation de ce réservoir. Nous
citerons d'abord les maladies du rectum, de la ma-
trice et du péritoine. Quand cette complication, ou
mieux cette extension du mal, se produit, évidemment la surface externe de la vessie est la première
intéressée, et les phénomènes de la cystite ne sont
pas aussi complets au début tant que la muqueuse
est intacte. Il est indispensable d'être prévenu de
ce fait, qu'il suffit d'énoncer pour comprendre; sans
cela on s'exposerait à confondre cette maladie avec
une simple névrose, erreur commise plusieurs fois
au détriment du malade. Les affections chroniques
ou aiguës, les dégénérescences graves des tissus
qui composent les organes voisins, ne sont pas les

seules altérations qui développent la cystite : on la voit surgir quelquefois à la suite et comme conséquence d'un état presque physiologique, complètement physiologique même. Les déviations utérines, la grossesse par exemple, dont la santé n'a pas rigoureusement à souffrir, entraînant l'organe dans un mouvement de bascule qui comprime à la fois la vessie et l'intestin-rectum, nuisent à la libre fonction de l'un et de l'autre. Cette situation peut sans doute se prolonger longtemps sans réveiller une maladie dans le viscère comprimé ; mais qu'il survienne une irritation, une indisposition locale ou générale, les risques sont multipliés et l'inflammation des parois vésicales se montrera alors avec tout le cortége des symptômes que nous aurons à décrire.

Pour compléter le tableau des causes locales extrinsèques, nous devons mentionner les coups, les chutes sur cette région, soit sur les lombes, soit sur l'hypogastre, soit sur le périnée, et ajouter encore que la cystite a été observée après étranglement herniaire de l'intestin. Ce que nous avons dit sur la marche progressive d'une maladie inflammatoire commençant ici pour finir plus loin, après avoir attaqué tous les tissus intermédiaires, nous dispense d'insister sur ces causes pour en faire comprendre le mécanisme.

Jusqu'à maintenant nous ne nous sommes pas

écarté de la région du bassin, et néanmoins nous avons relevé un nombre assez considérable de causes intéressant la vitalité de la vessie au point de déterminer une inflammation de ce réservoir. Ces causes ne sont pas les seules, il en est de plus générales et d'un ordre tout différent. L'impressionnabilité égale entre tissus de même nature n'est pas contestable, et c'est ainsi que lorsque, par exemple, le sujet se soumet à une cause qui atteint d'une façon fâcheuse une membrane muqueuse, toutes les muqueuses de l'économie sont susceptibles d'être affectées tour à tour. Il n'est pas rare, en effet, de voir la cystite succéder à une entérite venant elle-même d'une bronchite. La solidarité qui existe entre la goutte et la fonction urinaire rend compte aisément de l'inflammation de la vessie faisant suite à la rétrocession des manifestations goutteuses sur les membres. Enfin la sympathie, la corrélation par voie de continuité des surfaces existant entre la peau et la muqueuse, nous fait accepter sans observation la production d'une cystite aiguë après disparition d'un exanthème cutané, ainsi que quelques auteurs l'ont écrit.

Ce qui est encore à l'abri de toute discussion, en principe, c'est la cystite rhumatismale. En vertu de quel privilége les fibres musculaires de cet organe seraient-elles à l'abri de ce stimulant pathologique; pourquoi, après avoir erré sur divers muscles, ne se fixerait-il pas sur ceux des parois vésicales pendant un temps assez long pour y susciter une phlegmasie franche?

Si la femme, comparativement à l'homme, est très-rarement atteinte de cystite, c'est que, à part son genre de vie qui la tient éloignée de la plupart des causes dont nous parlions plus haut, elle est moins exposée aux rétrécissements du canal de l'urèthre, dont le rôle dans la phlegmasie vésicale n'est pas douteux. Cependant M. Demarquay[1] a signalé un fait de cette nature: une cystite due au séjour prolongé de l'urine dans ce réservoir, résultat d'un double rétrécissement fibreux du canal.

Dans le jeune âge, il est des inflammations de la vessie qu'on ne saurait rattacher à une autre cause qu'à la présence de vers dans le rectum; mais en retour, comme la plupart des raisons qui motivent la cystite ne se produisent pas alors, on peut dire qu'à cette période de la vie cette affection est rare.

Nous ne devons pas terminer ces lignes sans parler du tempérament. Les sujets vigoureux, sanguins, aux proportions athlétiques, sont exposés au développement rapide de la maladie dès qu'elle s'est produite. Chez les personnes faibles, il y a moins de résistance, il est vrai, à la cause provocatrice; mais si la phlegmasie se développe, sa mar-

---

[1] *Gazette des hôpitaux*, pag. 61. 1865.

che sera plus lente et le danger extrême moins im-
minent.

Diagnostic. — *Symptômes.* — L'hypogastre est
très-sensible. Immédiatement au-dessus du pubis
on distingue une tuméfaction bien circonscrite et
arrondie, très-douloureuse sous la main qui la comprime. Le malade éprouve fréquemment le besoin
d'uriner, et chaque fois ce sont des douleurs arden-
tes dans tout l'appareil urinaire, laissant après elles
un prurit au méat des plus désagréables. Du côté
du rectum : ténesmes, épreintes se succédant à de
courts intervalles. Si, pour assurer le diagnostic, le
chirurgien introduit le doigt dans l'anus, il réveille
aussitôt des douleurs atroces. C'est surtout quand
la paroi postéro-inférieure de la vessie est le siége
de l'inflammation, que ce dernier symptôme est
nettement accusé et qu'il s'y joint l'impossibilité
d'aller à la garde-robe, phénomème presque toujours accompagné de météorisme et de ballonnement
du ventre.

L'urine est toujours rendue en très-faible quantité et au prix des plus violents et des plus douloureux efforts. Au début de la maladie, ce liquide est
souvent à peu près normal comme aspect et au
double point de vue physique et chimique ; mais
bientôt après, la vessie sécrétant une plus grande
quantité de mucosités, on retrouve ces productions

dans l'urine, qui devient alors trouble et prend une consistance glaireuse. La température de ce liquide s'élève, et le malade, en raison de son impressionnabilité, le déclare brûlant. Cette sensation va s'exagérant de plus en plus avec l'acuité du mal, et quand l'inflammation a atteint son plus haut degré, quand les parois vésicales épaissies par la fluxion laissent passer le sang à travers leurs vaisseaux, que l'urine est striée de filaments rouges ou bien encore absolument teinte de sang, le malade fait tous ses efforts pour retenir l'urine au passage, tant les douleurs qui accompagnent la miction sont intolérables. Plus tard, une nouvelle phase de l'état inflammatoire change l'aspect de l'urine : ce liquide devient lactescent, et le microscope nous montre qu'il contient des globules de pus. Enfin l'urine est

FIG. 9.

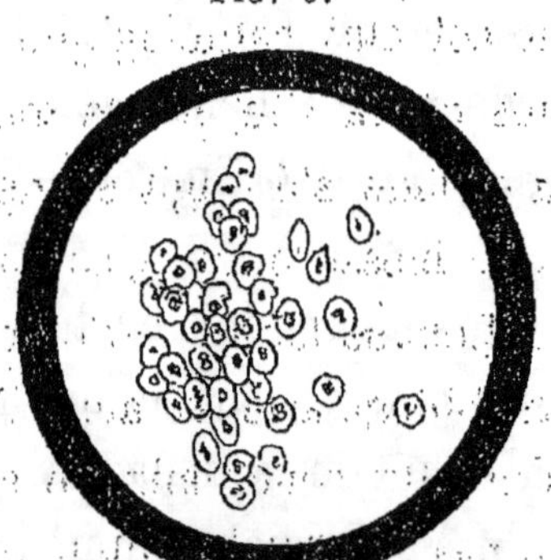

Globules du pus.

fétide, noirâtre si la situation se complique de gangrène sur l'un des points du réservoir.

Si nous examinons le sujet à une période plus avancée de la maladie, alors que, l'urine depuis quelque temps ne s'écoulant plus au dehors, la vessie refuse de recevoir une nouvelle quantité de liquide, nous constaterons des douleurs lombaires remontant vers les reins, accompagnées bientôt des signes de l'infection urineuse : toutes les sécrétions de l'économie, sueurs, crachats, selles, auront l'odeur caractéristique de l'urine ; le pouls deviendra misérable, la prostration extrême, et tout espoir de guérison sera perdu.

Mais reprenons la maladie au début, alors que tout annonce une cystite en voie de formation ou franchement déclarée depuis peu de temps. Il ne suffit pas, pour éclairer le diagnostic, de constater une inflammation de la vessie ; il est urgent de remonter à l'origine du mal et de savoir sous quelle dépendance est cet état pathologique. Les renseignements fournis par la vue, par le toucher ou par la narration du malade, s'il s'agit d'une imprudence commise ou d'une blessure reçue, seront d'un grand secours ; mais il peut se faire que rien en apparence ne justifie cette phlegmasie, et alors il y aura nécessité d'introduire la sonde afin de s'assurer si la cystite ne serait pas subordonnée à une autre maladie existant préalablement dans le réservoir urinaire. En même temps qu'on se livrera à cet examen, il faudra l'utiliser à connaître quel est le point de l'organe le plus sensible, celui sur lequel siége plus spécialement l'inflammation. Et comme il est démontré que les douleurs de l'hypogastre sont plus énergiques quand la paroi antéro-supérieure de ce viscère est vivement irritée; que c'est au contraire du côté du rectum que se groupent les symptômes les plus alarmants quand la paroi postéro-inférieure est le siége de la lésion; que les douleurs lombaires sont surtout vives quand le trigone vésical est affecté, ce qui s'explique par la diminution du calibre des ouvertures urétérales dans la vessie et le reflux partiel de l'urine vers les reins ; et enfin que les épreintes de la miction sont intolérables quand la région avoisinant le col est spécialement atteinte par la phlegmasie, on devra contrôler ces divers éléments de diagnostic les uns par les autres, de façon à établir le plus exactement possible quel est le point malade. Il faut être très-réservé certainement dans cette exploration ; mais en l'exerçant avec prudence et selon les règles elle ne fait courir aucun risque. Du reste, elle est pleinement justifiée par les renseignements précieux qu'elle fournit, renseignements indispensables pour le traitement à prescrire.

Selon le tempérament, l'âge et la constitution du sujet, la réaction fébrile est plus ou moins énergique. Chez la femme, chez les malades affaiblis, elle est loin de se montrer avec les caractères tumultueux,

mais francs d'allure, que nous trouvons sur le sujet
vigoureux et sanguin. Chez celui-ci, il y a frisson
initial et fièvre intense ; le pouls est dur, fréquent;
le visage est coloré, animé ; les yeux brillent.
L'agitation est extrême; le délire et la somnolence
se succèdent tour à tour. Sous l'influence des douleurs vives éprouvées dans l'abdomen, il y a des nausées, des vomissements, puis le hoquet survient quand
le muscle diaphragme est sympathiquement atteint.
Enfin, si la situation s'aggrave, le pouls devient petit
et serré; la langue est sèche, pointue, rouge; le froid
gagne les extrémités, et la mort survient.

Marche. — *Terminaison.* — Quand le malade est
dans toute la force de l'âge et qu'il est d'un tempérament sanguin, les phénomènes de l'inflammation
marchent rapidement et atteignent leur plus haut
degré vers le troisième jour. Si une médication énergique a été opposée, le danger peut être disparu au
septième jour, et la résolution complète être achevée
dans les deux septénaires suivants, du quatorzième
au vingt et unième jour. Chez les sujets avancés en
âge ou affaiblis, chez la pluralité des femmes, la
maladie atteint presque aussitôt son plus grand développement, mais la guérison, après résolution complète, pourra se faire attendre des mois entiers, un
an et davantage; dans ce cas, la maladie passe à
l'état chronique. Ce n'est pas là le seul danger de la

faiblesse générale: elle favorise aussi les métastases ou déplacements, et c'est ainsi que l'on a eu vu, après un affaissement général de l'organisme, le cerveau et les poumons devenir le siége de la fluxion principale, tandis que du côté de la vessie tous les phénomènes s'amendaient.

Quand le résultat doit être heureux, les phénomènes, après avoir gravi une échelle ascendante, vont s'atténuant insensiblement tous les jours et sans alternatives de mieux et de moins bien: c'est là le caractère des inflammations tendant vers une résolution franche. Et alors aussi on voit la fonction urinaire reprendre peu à peu son allure normale, et la miction s'opérer dans des conditions de moins en moins douloureuses.

Telle est la marche de la cystite sur un sujet vigoureux, quand la maladie est idiopathique, et non soumise à une autre maladie qui contrarie constamment sa guérison.

Ce cas, nous venons de le dire, est le plus heureux. Nous avons admis qu'il y aurait résolution, que l'organisme réagirait victorieusement contre le mal; nous devons supposer maintenant que cette inflammation sera suivie au contraire de suppuration. Cette terminaison a des conséquences très-graves: ce sont alors des abcès qui se forment dans l'épaisseur des parois vésicales et qui fusent dans la cavité de la vessie, ou bien, perçant les tuniques externes de cet organe, laissent échapper leur contenu dans l'abdomen. Ce pus provoque, à son tour, d'autres abcès, soit du côté du périnée, soit du côté du rectum, et quelquefois aussi amène, au contact du péritoine, des accidents promptement mortels. Faisant abstraction de ces conséquences désastreuses, l'élément pus provoque assez souvent une fistule entre la vessie et le vagin, ou entre la vessie et le rectum, cette dernière se présentant alors avec un certain nombre de pertuis qui la font ressembler à une écumoire. Il est assez rare d'avoir à aborder le traitement de ces désordres, car malheureusement les infiltrations d'urine, à part celles du pus, sont presque toujours mortelles; cependant on a eu vu un tissu cicatriciel se former autour de chacune de ces ouvertures, et le malade ne conserver de la cystite que l'infirmité dont nous parlons.

L'inflammation de la vessie se termine quelquefois par gangrène, et cet accident funeste se produit aussi bien sur les points amincis que sur les parties les plus charnues de l'organe.

Quand c'est une ulcération simple qui se produit, le danger est encore grand, car il y a à craindre que dans la masse des tissus envahis se trouve logée une artère, dont la rupture entraînerait une hémorrhagie. Il existe des exemples de mort foudroyante survenue dans ces conditions.

C'est surtout quand l'inflammation est due à la

stagnation du liquide urinaire, causée elle-même par un rétrécissement, que la marche de la maladie est rapide. Et en effet la rétention d'urine, existant alors pour deux raisons, s'affirme davantage, et la décomposition du liquide agit avec d'autant plus d'énergie pour amener l'inflammation à son plus haut degré.

Si la cystite coexiste avec une hypertrophie des parois vésicales, la marche de la maladie sera également plus accélérée, en raison directe du développement exagéré des vaisseaux qui parcourent l'organe et apportent nécessairement à l'inflammation des matériaux en plus grande abondance. En même temps, ce développement des tissus, cette richesse des fibres musculaires permettant à la vessie de grandir outre mesure, il en résulte une plus grande accumulation d'urine dans le réservoir et un séjour plus prolongé de ce liquide, ce qui favorise encore l'extension rapide du mal.

Pronostic. — La cystite aiguë se développant sur un sujet indemne de toute maladie antérieure des organes urinaires est moins grave que lorsqu'elle se présente dans des conditions opposées.

Le danger que court le malade est d'autant plus grand que la cause persiste. Pour ne citer qu'un exemple, si le développement de la cystite est dû à la présence d'un calcul, on obtiendra difficilement une guérison radicale, et le malade sera toujours à la veille d'un accident de même nature, d'autant plus grave qu'il se sera plus souvent renouvelé.

Quand le malade cesse tout à coup de rendre les faibles quantités d'urine qu'il rendait encore tout à l'heure, quand il n'éprouve plus le besoin pressant de vider la vessie et que, en même temps, la région abdominale est moins tendue et moins douloureuse, ce sont là des faits qui doivent éveiller la vigilance de l'observateur, car ce n'est pas ainsi que la guérison s'annonce. Si la résolution du mal est franche, il y a moins de difficulté à rendre l'urine; la miction devenue plus facile est aussi moins douloureuse, et tous les phénomènes généraux s'amendent au même instant. Au contraire, dans la supposition que nous faisons, ces mêmes phénomènes généraux s'aggravent : le pouls très-fréquent est à peine perceptible, la langue est sèche et rouge, la soif ardente, les extrémités sont froides; tout, en somme, annonce une terminaison funeste. Et en effet cette cessation brusque de quelques accidents locaux est un signe à peu près certain qu'une communication vient de s'établir entre la vessie et la cavité abdominale.

Si l'inflammation siége principalement au sommet de l'organe, là où le péritoine est en contact avec la vessie, il y aura à craindre une péritonite avec ses redoutables conséquences.

La cystite localisée sur le trigone vésical a aussi ses dangers particuliers. Sur ce point, il y a à craindre que l'ouverture des uretères se boursoufle au point de ne plus laisser passer l'urine venant des reins, et alors ce liquide refoulé distendra ces deux canaux et bientôt après les bassinets et les calices. Les reins paralysés dans leurs fonctions importantes et surexcités par le contact d'un liquide irritant, il en résultera des accidents locaux et généraux de la plus haute gravité.

Selon la cause déterminante qui aura provoqué la cystite, selon les désordres localisés dans la vessie, selon les altérations survenues dans le bassin, le pronostic devra donc varier; mais il ne faut pas se dissimuler que la maladie est de nature à prendre rapidement une marche des plus inquiétantes.

La présence d'un calcul dans la vessie est toujours une complication sérieuse : elle contrarie la guérison d'abord, et, si la concrétion urinaire n'est pas extraite, elle provoquera le retour de l'affection. Cette coïncidence est surtout redoutable quand exceptionnellement les parois vésicales sont amincies, le contact du corps étranger pouvant alors amener facilement la rupture de l'organe. Ce fait n'est pas ordinaire, mais il a été signalé par quelques chirurgiens.

Le pronostic à porter doit être très-réservé encore quand le sujet souffrant d'une cystite chronique est ...

atteint d'une cystite aiguë. Dans ce cas, la vessie est dans les plus mauvaises conditions et doit facilement réaliser les plus grands désordres.

Au seul point de vue du pronostic, il est une question qui domine toutes les autres, à cause des conséquences fatales et rapides qu'elle entraîne après elle ; nous voulons parler de la rétention d'urine. Quelle que soit la marche heureuse de la maladie, et alors même que dans l'état général du sujet tout annoncerait une guérison rapide, si l'urine reste dans la vessie et s'y accumule, le danger est grand. Il faudra donc s'inquiéter de cette complication et la combattre au plus tôt, au moins dans ses effets, sinon dans ses causes.

La coloration, l'aspect, la consistance de l'urine et la nature de ses dépôts, ne doivent pas être négligés ; plus loin nous dirons comment on parvient à déterminer la nature de ces éléments. Pour le moment, nous constatons que, si ce liquide présente un sédiment uniformément blanc et un peu tenace, et si l'ensemble des autres signes locaux et généraux est bon, il est permis de bien augurer du résultat.

Nous avons déjà dit que les rechutes étaient d'autant plus faciles que la cause persistait ; nous devons ajouter encore que le sujet est d'autant plus exposé à une nouvelle phlegmasie du réservoir urinaire que déjà il a été atteint d'une ou de plusieurs affections semblables.

Chez la femme, à ne considérer que la rétention d'urine, et toutes choses égales d'ailleurs, le pronostic sera plus favorable. Le peu d'étendue du canal de l'urèthre, la facilité d'introduire la sonde pour vider la vessie, sont autant de circonstances fort heureuses permettant de conduire à bonne fin le traitement dirigé contre cette phlegmasie, alors que, dans des conditions identiques de gravité, la maladie eût eu chez un homme des conséquences peut-être funestes. Cependant il faut reconnaître que le voisinage de l'utérus, affecté périodiquement d'une fluxion sanguine, entretient souvent chez la femme l'inflammation vésicale et la conduit ainsi au-delà du terme que nous lui avons assigné.

Anatomie pathologique. — A l'état sain, la vessie est un organe très-faiblement coloré, à peine sillonné par quelques vaisseaux et présentant une épaisseur de parois de deux millimètres environ. Sous l'influence d'une phlegmasie, il devient sensiblement rouge çà et là, et les points affectés forment des plaques qui tranchent par leur vive coloration sur le restant de l'organe. En même temps les vaisseaux augmentent de nombre et forment un riche réseau ; sur certains points ces vaisseaux se rompant, il en résulte un épanchement sanguin ou ecchymose. La muqueuse perd de sa résistance, elle est molle, souvent friable. Si le trigone est atteint par l'inflammation, on voit autour des deux ouvertures amenant l'urine un bourrelet plus ou moins saillant. Enfin, l'odeur émanant de ces surfaces altérées est généralement repoussante.

Quand la guérison survient dans quelques jours, preuve à peu près certaine que la maladie était idiopathique, la vessie reprend bientôt sa constitution première, et on ne retrouve plus trace des désordres que nous venons de signaler. Mais si l'inflammation s'est maintenue à un haut degré pendant un certain temps, la permanence de la fluxion aura déterminé un accroissement de volume des parois vésicales, un développement anormal et presque variqueux des vaisseaux qui les parcourent. Si même l'occasion se présente d'avoir à examiner une vessie qui a été atteinte de plusieurs inflammations successives, on est effrayé de l'épaisseur de ses parois; elle peut atteindre et même dépasser deux centimètres sur certains points. Et c'est encore alors que la vessie est restée longtemps soumise à cette cause d'irritation extrême, que sa capacité atteint de fortes proportions.

Quand la suppuration a succédé à l'inflammation, on trouve dans l'épaisseur des tissus des abcès communiquant entre eux par des fusées purulentes. L'accumulation du pus est quelquefois telle qu'il en résulte un écartement des fibres musculaires, et alors ce liquide, s'engageant dans la voie qui lui est ouverte, pénètre dans un autre plan musculaire où il détermine la même série d'accidents, et de proche en proche il parvient ainsi à la surface interne ou externe du réservoir. S'il se fait jour du côté du bassin, il infiltre le tissu cellulaire voisin, où il forme des abcès nombreux et donne lieu à des collections de pus, soit autour du col, soit au périnée et surtout autour du rectum. Le travail d'organisation, qui sur quelques points suit ce travail de destruction, amène des adhérences entre la vessie et les organes voisins ; les plus ordinaires sont celles qui rattachent d'une façon vicieuse le réservoir urinaire avec l'intestin rectum. Le péritoine, subissant le contact du pus, s'irrite, s'enflamme, et quelquefois même à un plus haut degré que la vessie elle-même, ce qui a pu faire croire que la péritonite avait précédé la cystite, quoique l'observation, alors que le malade vivait, n'ait relevé aucun symptôme indiquant cet ordre dans la succession des faits pathologiques. Il est plus rationnel d'admettre que la péritonite arrivant en dernier lieu et étant assez intense pour amener la mort du sujet, cette phlegmasie apparaisse plus vive que celle de la vessie, déjà ancienne et ayant perdu de sa valeur.

Si le pus a fusé à l'intérieur du réservoir, il a dû nécessairement intéresser la muqueuse; aussi trouve-t-on sur cette membrane un certain nombre de pertuis indiquant la trace de son passage. Dans cette espèce, les parois vésicales sont rouges, épaissies, infiltrées de pus et de sang, et à la surface de la muqueuse on voit des productions membraneuses, non pas développées autant que dans la cystite cantharidienne, mais néanmoins assez importantes pour ne pas échapper à un examen même superficiel.

L'ulcération simple ou multiple de quelques points de la vessie est une complication assez ordinaire de l'inflammation de cet organe, mais rarement on la voit détruire la totalité des tissus sur lesquels elle repose, par la raison que la phlogose qu'elle appelle autour d'elle augmente l'épaisseur de ceux-ci et recule ainsi le danger.

Quand la vessie est frappée de gangrène, signe non équivoque d'une compression quelconque, cette destruction organique nous apparaît avec tous les caractères qui lui sont propres, et comme aspect, et comme odeur; cependant il est à remarquer que le boursouflement très-exagéré de la muqueuse qui l'entoure la fait ici ressembler un peu à une ulcération. Mais il suffit d'examiner de près pour faire cesser toute confusion et s'assurer que c'est bien réellement une mortification de tissus.

Enfin, si la vessie fortement distendue par l'urine s'est rompue spontanément, on trouvera presque toujours la solution de continuité à la partie la plus élevée de l'organe.

Traitement. — Au début de la maladie, la première indication est d'appliquer des sangsues sur la région malade. Il ne faut pas avoir pour règle invariable de les placer à l'hypogastre, ou au périnée, ou à l'anus : le point d'élection doit toujours être déterminé par le siége de l'inflammation, et en conséquence être très-rapproché du point de l'organe qui est le plus spécialement atteint par la fluxion sanguine. Si le diagnostic est confus ou si la totalité de la vessie paraît être affectée au même degré, il faudra les appliquer de préférence au périnée et autour de l'anus, les vaisseaux situés en ce point étant des aboutissants des mêmes vaisseaux logés dans l'épaisseur du réservoir urinaire. Au contraire, si les recherches auxquelles on s'est livré établissent que la paroi antéro-supérieure est surtout atteinte par la phlegmasie, les sangsues seront placées au-dessus du pubis, après avoir rasé la peau. Si la fluxion est autour du col, il faudra choisir le périnée; enfin, si l'inflammation s'est localisée sur la partie postérieure, il y aura obligation de les appliquer autour de l'anus. Dans tous les cas, et nous ne saurions trop insister sur ce point de pratique, il est indispensable d'en employer un grand nombre, trente au moins, si l'on ne veut pas s'exposer à un résultat diamétralement opposé à celui qui était attendu. Et en effet, quand une saignée locale n'est pas spoliative, elle est dérivative; en d'autres termes, elle appelle dans la région où on la pratique une plus grande masse de sang et augmente l'inflammation au lieu de la conjurer. Ces pertes de sang que nous préconisons trouvent leur raison d'être peut-être encore plus dans cette prédisposition toute particulière de la vessie à accepter sans résistance une affection chronique, que dans le degré même de l'inflammation. Si donc on ne s'occupait que de l'état du moment, ce serait manquer de circonspection ; il faut aussi s'inquiéter de cette idiosyncrasie et la traiter dès le début par une sévère médication antiphlogistique.

A la chute des sangsues, le malade sera placé dans un grand bain tiède, où il restera le plus longtemps possible, une heure et demie au moins. Il n'y a pas à tenir compte de l'absorption du liquide, l'inflammation doit être combattue par tous les moyens thérapeutiques; peu importe que la quantité d'urine soit augmentée et la vessie plus distendue pour un moment, si la phlegmasie doit être jugulée. Là est le vrai péril; c'est donc en luttant contre le mal que nous aurons raison de ses conséquences.

Dès que le malade sera sorti de l'eau, de larges cataplasmes émollients et tièdes seront maintenus sur les piqûres des sangsues, de façon à favoriser la perte sanguine, et de petits lavements à la graine de lin seront administrés toutes les deux heures. Enfin, le repos du corps et de l'esprit, la diète absolue, seront de rigueur. Pour toute boisson, une infusion diaphorétique légère avec quelques gouttes d'éther, prise en très-petite quantité, sera prescrite, afin d'appeler à la périphérie une partie des liquides destinés au réservoir urinaire, et dans le but de rompre le spasme de la peau. L'occasion peut se présenter d'avoir à préférer une boisson acidulée, à la température ambiante, ou bien encore un liquide à la fois rafraîchissant et laxatif, comme la limonade préparée avec de la crême de tartre soluble ; ce sera au médecin à en saisir l'opportunité et l'indication dans l'ensemble des phénomènes généraux.

Une question controversée est celle de l'utilité de l'opium. Ici, les avis sont partagés sur cet agent merveilleux, qui rend de si grands services en médecine et que nul autre ne saurait suppléer ; mais cette divergence d'opinions n'a pas sa raison d'être, et nous sommes surpris qu'elle ait pu se produire. Résumons d'abord ce que nous en pensons : L'opium est très-utile dans la cystite, mais à la condition expresse de n'être employé que lorsque le malade est déjà exténué par les pertes sanguines. Du reste, les phénomènes qui suivent son administration, et que l'on doit toujours avoir présents à l'esprit, ne laissent aucun doute à cet égard. Quand cet agent a été introduit dans le corps à une dose assez élevée, quand depuis quelques jours l'économie en subit l'influence, on constate que le pouls est plus accéléré, qu'il est plein et plus résistant ; en même temps on remarque

une excitation à la périphérie se traduisant par des
sueurs quelquefois abondantes. S'il y a tendance à
une hémorrhagie ou à une inflammation, cet accident
se produit, et, si ces états morbides existent déjà, ils
s'élèvent à un plus haut degré : en somme, il y a surcroît manifeste de vitalité dans tout l'appareil circulatoire. Aussitôt, et par contre-coup, le système
nerveux, jusque-là irritable, se tait ; sa sensibilité
s'émousse, les douleurs s'apaisent, et le sommeil suc-
cède à la veille.

Si donc l'opium est prescrit au début de la cystite,
fatalement on aggravera la situation, et ainsi s'ex-
pliquent les mécomptes qui ont suivi son administration intempestive. Mais si, dans le cours de cette
affection, le sujet affaibli par les saignées ne réagit
que difficilement contre le mal, si l'irritabilité nerveuse réveillée par les pertes sanguines entretient,
sur le siége de la phlegmasie et dans tout le rayon
des organes urinaires, une excitation morbide qui
nuit à la guérison, l'opium sera indiqué et devra
être prescrit. Disons mieux : il n'est pas dans toute
la matière médicale un seul agent thérapeutique qui
puisse alors lui être substitué avantageusement.

Si, jusqu'à maintenant, nous avons négligé de
parler de l'indication à sonder le malade, c'est qu'il
n'est pas toujours indispensable, dès qu'on arrive
près de lui, d'avoir recours à cette opération. Le
cathétérisme devra être pratiqué cependant s'il y a

incontinence absolue, ou si la miction est fortement
contrariée par un rétrécissement, par un obstacle
quelconque ; mais, en dehors de là, on doit attendre l'effet de la médication antiphlogistique prescrite dans la première journée, afin de ne pas
ajouter, peut-être inutilement, une cause d'irritation de plus à toutes celles qui existent déjà. En admettant que la sonde doive être introduite dans la
vessie, il faudra procéder avec beaucoup de ména-
gements, et surtout ne pas la laisser en place, à
moins qu'on n'ait rencontré des difficultés telles à la
faire pénétrer une première fois, qu'il deviendrait
insensé de perdre le bénéfice de cette réussite. Mais
alors le bec de la sonde devra être ramené au niveau du col, et l'instrument être maintenu dans cette
position par des liens spéciaux.

Fig. 10.

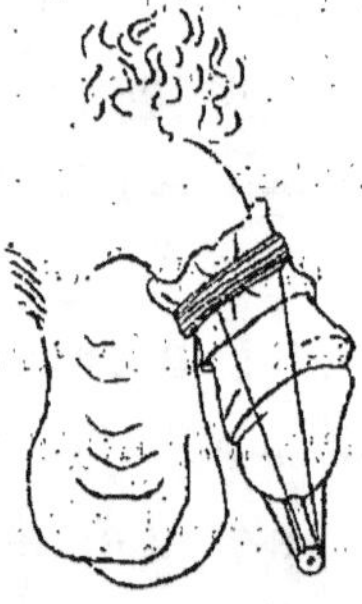

Appareil contentif de la sonde, chez l'homme.

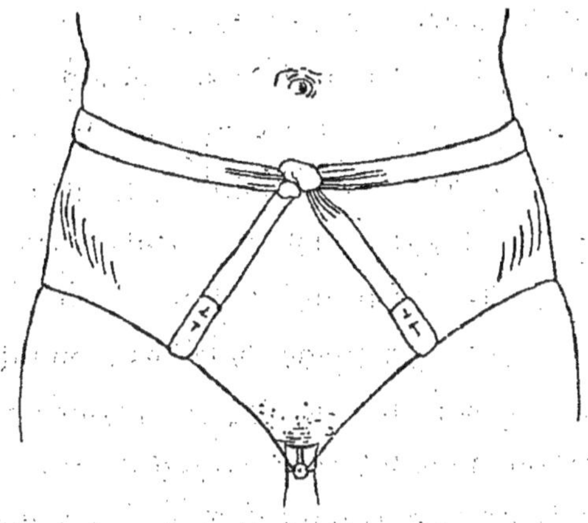

Appareil contentif de la sonde chez la femme.
(Procédé de M. BOUISSON.)

Le chirurgien qui vient de passer la sonde ne doit pas la laisser couler à plein conduit jusqu'à ce que la vessie soit entièrement vidée : cette pratique serait vicieuse par cela seul qu'elle tendrait à nous éloigner de la façon ordinaire dont la nature procède pendant la miction. En termes plus clairs, il faut donner le temps aux parois vésicales de se contracter sur le liquide qui les fuit. Enfin, s'il y a urgence, si la rupture de la vessie ou de l'urèthre est à craindre, si déjà des phénomènes d'infiltration urineuse se produisent, il faut sans hésiter donner issue à l'urine, en pratiquant une opération chirurgicale. La plus simple est celle qui consiste, suivant la méthode de M. le Dr Watelet, à ponctionner la vessie au niveau de l'hypogastre, à l'aide d'un trocart capillaire, et à retirer le liquide par aspiration pneumatique.

Telles sont, en résumé, les indications de la première heure et du premier jour, quand le malade se présente avec une cystite franchement inflammatoire, ne se rattachant pas à l'une des causes qui nécessitent concurremment une médication spéciale. Ce traitement antiphlogistique, énergique au début, sera conforme les jours suivants aux exigences de la phlegmasie. Il n'y a pas de règle fixe à établir : tantôt il faudra insister encore sur les émissions sanguines locales; tantôt, au contraire, la médication émolliente la plus vulgaire fera tous les frais de la guérison. Les bains de siége simples, à l'eau de son ou gélatineux, les fomentations calmantes sur le bas-ventre, les boissons tièdes et rafraîchissantes et quelques demi-lavements légèrement laxatifs, préparés au miel, seront le plus souvent indiqués dans le premier septénaire. Le pouls réglementera l'observation ou la non-observation de la diète absolue. Des bouillons légers, des crêmes de riz, seront autorisés quelquefois, mais avec une très-grande réserve. Enfin, et c'est à peine s'il est nécessaire d'en faire l'objet d'un avertissement, à la première alerte, au plus petit incident, il faut immédiatement revenir à la médication antiphlogistique.

Si la cystite est compliquée de la présence d'un calcul dans la vessie, il y aura d'abord à se rendre maître de l'élément inflammatoire et à reporter à plus tard l'opération de la taille ou de la lithotritie. Mais, s'il est question d'un corps étranger venant du dehors, il y aura obligation de le retirer aussitôt, surtout si la voie qu'il s'est frayée pour arriver jusque dans cet organe en permet l'extraction sans des difficultés trop grandes. C'est dans cette dernière partie du problème que repose l'indication ou la non-indication d'agir ; c'est en pesant avec intelligence les avantages de la soustraction du corps étranger avec les désavantages inséparables des recherches plus ou moins laborieuses qu'il nécessite, qu'on devra prendre un parti. Cependant, pour être rigoureusement logique, au point de vue scientifique abstrait, il faut pencher un peu du côté de l'extraction.

Si le corps étranger réside dans le canal de l'urèthre, l'opération qui doit en délivrer le malade, et que nous décrirons plus loin, est nettement indiquée. Ici, en effet, la miction aurait fort à souffrir de la présence de cet obstacle, et la rétention d'urine qui en serait la conséquence aggraverait rapidement la phlegmasie vésicale ; en outre, nous n'avons plus autant, dans cette espèce, la crainte d'irriter la vessie par une opération, puisque l'instrument dont on se sert ne dépasse pas le canal de l'urèthre.

Quand on acquiert la certitude que la cystite est due à la répercussion d'un exanthème, il est urgent de le rappeler au plus tôt sur le point du corps où il était précédemment établi. Rigoureusement, il n'est pas facile de faire renaître une éruption effacée, mais il est toujours possible de développer sur la région qu'elle occupait une irritation très-vive qui atténuera peut-être l'inflammation de la vessie. A tout prendre, ayant à choisir entre faire de la révulsion ici ou là, il sera toujours plus rationnel de préférer le point en communication pathologique, de telle façon que le mal contre lequel on lutte n'ait plus qu'à parcourir une route qu'il connaît déjà, pour abandonner l'organe sur lequel il a établi son domicile depuis peu de jours. Les sinapismes sont souvent employés pour satisfaire à cette indication thérapeutique, mais il est d'autres agents plus énergiques et plus efficaces à la fois : emplâtres, huile de croton, pommades ammoniacales, pommades au tartre stibié, cautères, feu.

Cette théorie s'applique exactement à la cystite de nature rhumatismale ou encore d'origine goutteuse. C'est en rappelant la maladie là où elle siégeait en dernier lieu, à l'aide d'une médication locale plus ou moins excitante, que l'inflammation de la vessie perdra de son intensité. Pour si logique que soit cette médication, il faut savoir qu'elle n'est pas suffisante par elle-même : il n'y a pas seulement à dis-

traire la cause morbide qui entretient le mal, il y a
aussi un effet produit à combattre, et contre cet effet,
la médication antiphlogistique occupe toujours la
première place.

L'arrêt de la menstruation, la suppression d'un
flux hémorrhoïdal ou de toute autre perte sanguine
habituelle, sont autant de causes provocatrices sur
lesquelles l'attention du médecin devra être portée.
Et ces pertes devront être rappelées aussitôt, alors
même qu'il n'y aurait pas un rapport évident de
cause à effet entre leur suppression et l'inflammation du réservoir urinaire.

Relativement à la femme, et à ne considérer que
le traitement, nous n'avons qu'une seule observation
à faire : chez elle, la disposition anatomique de la
région nous permettant d'atteindre la vessie de très-
près, en nous adressant directement à la paroi supérieure du vagin, c'est sur ce point que l'application
des sangsues sera faite de préférence ; seulement,
comme il est matériellement impossible d'en appliquer un grand nombre à la fois, on en prescrira quatre à cinq tous les matins, jusqu'à concurrence de
vingt-cinq ou trente.

Ce n'est pas tout que d'avoir guéri le malade, il
reste encore à lui formuler un *modus vivendi* qui le
préserve des récidives.

C'est en remontant à la cause première, et en s'in-
spirant des moyens de la combattre, que l'on réalisera

cette partie importante du programme thérapeutique. Ce qui revient à dire, en dernière analyse, que les conseils à donner varieront beaucoup d'un sujet à l'autre ; cependant il en est qui s'adressent indistinctement à tous les malades et que nous devons, à ce titre, formuler ici. Un principe médical, des plus vulgaires et des meilleurs, est de prescrire le repos de tout organe qui vient d'être atteint d'une affection grave ; il y aura donc à s'abstenir non-seulement de l'abus, mais encore de l'usage des aliments et des boissons communiquant à l'urine des propriétés irritantes : les épices, les condiments de haut goût, les viandes noires et les liquides fortement aromatisés ou très-spiritueux, seront sévèrement proscrits. L'habitude de rester assis de longues heures sur un coussin moelleux et celle de garder l'urine longtemps, seront indiquées comme très-préjudiciables , ainsi que les secousses déterminées dans le bassin par l'exercice de l'équitation. Le froid aux pieds agit dans le même sens, en appelant la fluxion sanguine sur les organes contenus dans le bas-ventre.

Dans le voisinage de l'appareil urinaire se trouve l'appareil sexuel, qui a des relations tellement étroites avec celui-ci, qu'ils réagissent l'un sur l'autre : l'abus de l'acte vénérien devra donc être interdit.

Enfin, de toutes les causes les moins apparentes qui entretiennent autour de la vessie une atmosphère sanguine très-propre à ramener la cystite, nous mentionnerons la constipation. Il faut la combattre par des laxatifs doux, souvent repétés, et par l'habitude de se présenter tous les jours à la garde-robe à la même heure. Ce dernier conseil, qui paraît puéril, est cependant efficace, et il a l'avantage sur les autres de régulariser les fonctions alvines sans recourir à des agents médicamenteux dont l'usage indéfiniment prolongé n'est pas à l'abri de toute critique.

Cystite chronique.

La description que nous venons de donner de la cystite aiguë nous permet d'exposer brièvement ce que nous avons à dire de la cystite chronique. Ces deux sujets se complétant l'un l'autre, c'est en ayant présent à l'esprit ce que nous disions dans les pages précédentes qu'on se rendra un compte exact des caractères spéciaux de la maladie dont nous allons nous occuper.

Causes. — La chronicité s'établit sous l'influence d'une médication manquant d'énergie, ou quand le sujet, par son tempérament, par la faiblesse de sa constitution, apporte un contingent de causes spéciales contre lesquelles il serait bien difficile de réagir victorieusement. La persistance d'une cause, quelle qu'elle soit, amène aussi cet état d'habitude morbide qui constitue le caractère dominant de cette affection.

Tels sont, en résumé, les trois ordres de causes principales de la phlegmasie chronique de la vessie.

Diagnostic. — Un des signes principaux de cette maladie se trouve dans la constitution de l'urine : ce liquide est trouble, glaireux, et contient d'épais flocons de matières blanchâtres.

A l'hypogastre, au périnée, le malade éprouve des douleurs vagues, continues, coïncidant avec de fréquentes envies d'uriner, et la miction est toujours pénible.

La fièvre se montre par intervalles.

L'inflammation n'étant pas franche, des alternatives se produisent dans toutes ces manifestations morbides, et tantôt le malade ne se plaint d'aucune souffrance dans la vessie, tantôt au contraire cet organe est le siége de sensations douloureuses vivement accusées. Mais l'affection, en se perpétuant, détermine dans le corps des troubles permanents. Ce sont d'abord les fonctions digestives qui deviennent paresseuses : le malade perd l'appétit, et insensiblement se produisent dans la nutrition des désordres entraînant après eux le dépérissement et le trouble fonctionnel de tous les organes de l'économie.

Enfin plus tard, quand, surexcitée par une cause accidentelle, l'affection prend de l'acuité, on voit

surgir tout à coup le cortége des symptômes que
nous avons énumérés à propos de la cystite aiguë.
Et si la maladie, faisant des progrès, tend vers une
terminaison funeste, ce sont encore les mêmes phénomènes de la dernière heure qui se produisent alors :
ballonnement considérable du ventre, vomissements,
hoquets, extrémités froides, pouls misérable, délire.

Marche, terminaison, pronostic. — La marche de
l'affection, quand elle revêt la forme chronique, n'a
plus l'allure nette, vive, que nous constations tout
à l'heure à propos de la cystite aiguë, et l'on ne retrouve plus cette coordination de tous les mouvements de l'économie, cette entente entre tous les
systèmes pour conduire rapidement la maladie vers
une solution heureuse ou malheureuse. Mais, quoique celle-ci progresse avec beaucoup plus de lenteur,
quoique l'organisme reste souvent insensible à l'aggravation du mal local, néanmoins les désordres que
nous avons déjà cités s'observent toujours : érosions,
ulcérations, gangrène, rupture, affection purulente
de la vessie, etc.

A ne considérer que le danger présent, la cystite
chronique n'est pas aussi sérieuse que la cystite
aiguë, mais le pronostic n'en est pas moins grave,
car tôt ou tard, si la maladie est abandonnée à elle-
même, il y aura un compte à régler dont l'échéance,
pour être éloignée, n'en est pas moins certaine. Et

en admettant même qu'un traitement bien ordonné et bien suivi tienne la maladie en échec et parvienne à éloigner toute complication fâcheuse, la résolution néanmoins sera rarement franche, les récidives seront à craindre, et souvent alors la cystite chronique se convertira en catarrhe de la vessie.

Anatomie pathologique. — C'est surtout dans cette espèce que les parois vésicales acquièrent un volume considérable. La fluxion permanente dont cet organe est le siége, les phlegmasies qui surviennent à des intervalles assez rapprochés, finissent par dénaturer les tissus et y substituer une matière couenneuse, lardacée, dont l'épaisseur atteint un et deux centimètres. La muqueuse elle-même est boursouflée, indurée, et porte les traces des inflammations successives dont elle a été atteinte, ce qui explique ces plaques de diverses nuances, rouges, violacées, ardoisées, noires, selon le degré d'intensité de la phlegmasie locale.

Le développement exagéré des parois vésicales est presque toujours accompagné d'une dilatation variqueuse des veines et en même temps d'une diminution de capacité du réservoir urinaire; cependant il faut être prévenu que dans quelques cas rares ces parois sont au contraire très-amincies et fort pâles : les inflammations successives qui se sont produites ont alors amené l'atrophie de cet organe,

Traitement. — Si le sujet s'offre à nous avec une exacerbation de la maladie, si une cause excitante a fait succéder l'état aigu à l'état chronique, les divers traitements dont il a été question plus haut devront être d'abord prescrits pour répondre à l'indication du moment. Cependant les larges émissions sanguines auront moins leur raison d'être, à cause de la faiblesse du malade; il faudra donc en être sobre. Si le retour à l'acuité est dû à une métastase goutteuse, rhumatismale, exanthématique; si l'inflammation est favorisée par la suppression d'un flux sanguin, il faudra agir loin de la vessie, selon les principes déjà formulés. En dehors de ces cas particuliers, c'est dans le voisinage de l'organe souffrant qu'il faut concentrer les moyens d'action, car il est de règle que, lorsqu'une fluxion s'est définitivement fixée sur un point du corps, c'est là qu'il y a nécessité de l'attaquer ; en d'autres termes, la dérivation est toujours préférable à la révulsion. C'est surtout quand la cystite est franchement chronique, et bien dégagée de toute attache se rapportant à un vice général, que ce principe, mis en lumière par Barthez, doit être respecté, et qu'on doit rapprocher le plus possible la médication de l'organe atteint.

Les saignées locales, les émollients et les narcotiques locaux, tous les moyens de dérivation, trouveront donc ici leur indication. L'usage des purgatifs a souvent amené une amélioration due certainement à leur effet dérivatif, au déplacement de la fluxion et à la perte séreuse qui les accompagne. Des quarts de lavements laudanisés ou préparés avec cinq à dix gouttes de teinture de datura stramonium, et administrés deux et trois fois par jour, combattront la douleur, l'une des causes principales de la fluxion sanguine, et feront cesser en même temps les épreintes des sphincters du rectum. Si le ténesme réside sur le col, les mêmes médicaments seront portés sur le siége de la douleur, à l'aide de la sonde ointe de corps gras les contenant en dissolution.

Jusqu'ici nous nous sommes montré très-sobre de toute médication agissant directement sur la muqueuse vésicale; pourtant, quand il n'y a pas trace de fièvre, quand la maladie est dépouillée de tout caractère d'acuité et qu'il ne reste plus à combattre qu'une irritation chronique dont la résolution menace de se faire attendre indéfiniment, il est permis d'injecter certains liquides dans la vessie pour modifier l'état pathologique de ses parois. Les injections rafraîchissantes préparées, par exemple, avec une décoction d'orge, avec un liquide acidulé, phéniqué, ou seulement avec de l'eau, apporteront une amélioration sensible dans l'état du malade.

Dans la cystite chronique il est indispensable, comme dans toutes les maladies, de tenir un compte sévère de la cause qui l'entretient et d'y opposer le traitement le mieux approprié. Nous l'avons déjà dit, la présence d'un gravier, d'un calcul ou d'un corps étranger, est souvent l'unique raison des inflammations successives qui atteignent cet organe et des altérations si profondes du parenchyme, dont il gardera toujours la trace. Dans cette espèce, il faut mettre à profit le moment où la phlegmasie est relativement apaisée, pour tenter l'extraction de la cause irritante. Quand nous parlerons de la gravelle, nous indiquerons les différentes méthodes opératoires à employer pour arriver à ce résultat.

La rétention d'urine est encore ici un accident à surveiller de très-près : il faut en rechercher la cause et la combattre aussitôt, ou tout au moins apporter une amélioration par tous les moyens possibles, dût-on, pour éviter des désastres plus grands, ouvrir, à l'aide de l'instrument tranchant, un passage au liquide.

Cystite cantharidienne.

Le coléoptère qui a nom cantharide, et dont on fait un si fréquent usage pour la confection des vésicatoires, est un médicament irritant capable de retentir dans tout l'organisme, mais plus spécialement encore sur l'appareil urinaire. Quand on l'applique sur une petite surface, il est bien rare, sauf chez certains sujets doués d'une susceptibilité toute particulière, que la vessie soit irritée; mais quand les vésicatoires sont larges, nombreux, ou bien encore quand les cantharides ont été administrées à l'intérieur, on voit surgir des phénomènes d'un ordre spécial. La quantité d'urine est augmentée, l'excrétion de ce liquide se fait à des intervalles plus rapprochés, et quand celui-ci franchit le canal de l'urèthre, il réveille un sentiment de chaleur vive qui va jusqu'à la douleur. Si la phlegmasie augmente d'intensité, elle se généralise, mais reste toujours plus intense dans la vessie. En effet, c'est en passant dans le torrent circulatoire et en se trouvant plus tard mêlée au liquide excrémentitiel, que la cantharide agit directement sur les reins et ses dépendances ; et comme l'urine reste beaucoup plus longtemps en contact avec la vessie qu'avec les autres points de l'appareil urinaire, c'est sur cet organe qu'elle produit les plus grands désordres.

Nous regrettons vivement de n'avoir pas trouvé quelque observation écrite en latin pour donner une idée des effets épouvantables de cette substance sur l'économie ; nous y suppléons par une narration en vieux français :

« En 1572, dit Cabrol, nous fusmes visiter un pauvre homme d'Orgon en Provence, atteint du plus horrible et espouvantable *satyriasis* qu'on sauroit voir ou penser. Le faict est tel : il avoit les quartes, pour en guérir prend conseil d'une vieille sorcière, laquelle lui fict une potion d'une once de semences d'orties, de deux drachmes de cantharides, d'une drachme et demie de ciboules et autres. ce qui le rendit si furieux à l'acte vénérien que sa femme nous jura son dieu qu'il l'avoit chevauchée dans deux nuits quatre-vingt et sept fois ; et mesme dans le temps que nous consultasmes, le pauvre homme spermatisa trois fois à notre présence, embrassant le pied du lict et agitant contre iceluy, comme si c'eust esté sa femme. Ce spectacle nous estonna et nous hasta à lui faire tous les remèdes pour abattre ceste furieuse chaleur ; mais quel remède qu'on lui s'eust faire, si passa-t-il le pas[1] ».

Ambroise Paré, qui avait été témoin des mêmes effets extraordinaires, termine l'une de ses observations par ces sages paroles : « Et partant je conseille à telles dames ne prendre telles confitures (aux cantharides) et moins encore en donner à homme vivant pour les accidents qui en adviennent[2]. »

Que ces citations, que nous aurions pu compléter et multiplier surtout, gardent nos lecteurs contre les « philtres amoureux » recélant

Des dons puissants à la volupté chers !

Anatomie pathologique. — M. Morel-Lavallée, qui a attaché son nom à cette affection spéciale par de

---

[1] Dissertation sur le *satyriasis*, par M. Duprest-Rony. Paris, an XII.

[2] OEuvres d'Ambroise Paré, liv. XXI ; DES VENINS.

nombreuses recherches, établit que la vessie subit
des modifications identiques à celles qu'elle subirait
si le vésicatoire était directement appliqué sur la
muqueuse de cet organe. En effet, selon le degré
d'intensité de l'empoisonnement, on trouve la surface
interne du réservoir urinaire irritée à des degrés divers; et quand la quantité de substance introduite
dans le corps a été considérable, il y a production
de fausses membranes qui se détachent par lambeaux.
Examinées de près, ces productions pathologiques
ont l'aspect lardacé; et tandis que l'une des faces,
celle qui était adhérente aux parois vésicales, est
rouge sanieuse, l'autre est blanchâtre. Leur épaisseur est généralement de deux millimètres environ,
leur dimension oscille entre la pièce de cinquante
centimes et l'écu de cinq francs, sauf quelques
exceptions. Dès qu'elles se sont détachées, ces membranes se replient plus ou moins bien sur elles-
mêmes, se pelotonnent de façon à former une masse
à peu près arrondie qui, poussée par le flot de l'u-
rine, se rapproche du col, s'engage dans l'urèthre, et
finalement est rendue au moment de la miction.

Pronostic. — Quand la cystite se déclare après
l'application de vésicatoires, il nous paraît difficile
que les accidents développés aient des suites funestes,
par la raison toute simple que le médecin qui a
prescrit l'emplâtre est renseigné aussitôt sur les dé-

sordres produits, et qu'à ce moment il est toujours possible d'en enrayer les effets. Mais, s'il est question d'une ingestion de cantharides, s'il y a empoisonnement prémédité ou non, les désordres, nous l'avons vu, devenant très-sérieux dans un court espace de temps, le malheureux est voué à une mort presque certaine.

Quoi qu'il en soit, les connaissances qui résultent de cette courte étude sur l'effet des cantharides imposent l'obligation au médecin traitant de se priver de leur usage toutes les fois que le malade souffre de l'appareil urinaire, et plus particulièrement de la vessie.

Traitement. — Le premier soin à prendre est d'éliminer aussitôt le poison qui n'est pas encore absorbé. Si donc il est question d'un vésicatoire, il y aura d'abord à enlever et à détacher avec soin tout ce qui reste de cantharides à la surface de la peau. Si l'agent toxique a été introduit dans les voies digestives, l'ipécacuanha sera indiqué, et pour favoriser les vomissements le malade devra prendre de l'eau tiède en abondance; dès que tout mouvement par le haut aura cessé de se produire, administrez un purgatif.

En admettant que le médecin soit averti avant même que les effets sur la vessie se soient manifestés, il faudra immédiatement gorger le malade de boissons diurétiques et rafraîchissantes, afin que le poison ne parvienne dans l'appareil urinaire que fortement dilué, et non à l'état de concentration. En même temps et dans le même but, à l'aide d'une sonde à double courant, des lavages de la vessie seront pratiqués avec de l'eau fraîche ou avec une émulsion huileuse. Ce premier traitement local et général reste encore indiqué plus tard quand le mal est affirmé, mais alors il n'est pas suivi d'un effet aussi radical.

Les bains de siége émollients et de longue durée sont fort utiles.

L'opium, à l'extérieur sous forme de fomentations, et à l'intérieur dans des potions calmantes et anti-spasmodiques, sera ordonné afin d'enrayer, en tant que narcotique, l'inflammation locale, et pour faire taire aussi les troubles nerveux généraux, qui ont une tendance à prendre dans l'espèce de si grandes proportions.

Dans quelques circonstances, les émissions sanguines pourront être indiquées.

Que faut-il penser du camphre ?

A notre avis, M. Morel Lavallée a eu raison d'affirmer ce que Juncker, Cullen, Heberden, Dubois (d'Amiens), ont dit. Rien ne prouve, ainsi qu'on l'a prétendu longtemps, que le camphre soit un spécifique contre l'action des cantharides. Sans doute, mais il lui reste une propriété cependant; et, sans accepter absolûment le vieil adage de l'École de Salerne:

Camphora per nares castrat odore mares,

il est permis de croire qu'il a une légère influence annihilante sur l'orgasme sexuel, et à ce titre on doit l'employer contre un état pathologique dont l'un des phénomènes est l'excitation de l'appareil génital.

De petits lavements préparés avec un jaune d'œuf, tenant en suspension dix à trente centigrammes de camphre, seront donnés au malade plusieurs fois par jour.

Inflammation du col de la vessie.

Si nous avons fait un chapitre spécial de l'inflammation du col, c'est que cette partie du réservoir urinaire est soumise à quelques influences particulières et spéciales qui entraînent après elles cet état pathologique ; que lorsque cette affection survient, soit qu'elle fasse suite à une phlegmasie des parois vésicales, ou bien qu'elle s'établisse par voie de continuité après une maladie de l'urèthre, il en résulte des phénomènes bien définis, se rattachant à l'altération des fonctions du col. Enfin nous avons dû isoler cette maladie parce que, quelle que soit du reste l'origine de la phlegmasie, il en découle des indications thérapeutiques tranchées, ne s'appliquant pas aux inflammations des autres points du réservoir urinaire.

Causes. — Au nombre des causes que nous avons signalées, et qui développeront aussi bien une irritation sur ce point de la vessie que sur les autres, il en est qui ont une influence toute spéciale sur le col, à cause de sa position déclive. Les manifestations de la gravelle, par exemple, les calculs tendant par leur propre poids à venir heurter contre cette région, y développeront souvent une excitation qui sera le point de départ de phénomènes pathologiques ultérieurs. C'est à cette même considération anatomique qu'il faut rattacher également la fâcheuse influence de l'urine, quand ce liquide est chargé de principes malfaisants. Dans ces deux espèces, le résultat malheureux est encore assuré par les contractions musculaires des parois vésicales, qui poussent toujours, dans la direction du col, le corps étranger.

Indépendamment de ces causes, il en est qui viennent du côté de l'urèthre. La principale et la plus commune entre toutes est la blennorrhagie, qui de proche en proche gagne rapidement les follicules muqueux de la portion membraneuse et prostatique, ainsi que l'a démontré Lallemand, atteint le col et développe là une irritation de même nature. Les rétrécissements du canal, siégeant dans le voisinage, sont encore une cause d'irritation, celle-ci permanente, pour le col de la vessie. Enfin, quand il est urgent de soumettre le malade à l'usage continu de la sonde, il est impossible de soustraire cette portion du réservoir urinaire au contact de l'instrument : de là certaines cystites du col qui ne reconnaissent pas d'autre origine.

L'affection rhumatismale et l'affection catarrhale ne sont pas sans influence sur cette maladie; aussi la voit-on souvent se développer après l'une d'elles, surtout quand le malade a été exposé au froid humide.

Le lymphatisme, la scrofule, sont autant de causes prédisposantes sérieuses, sinon pour amener l'apparition première du mal, au moins pour l'entretenir et hâter son retour.

Diagnostic. — Une douleur excessive à la racine de la verge, que la pression des doigts augmente encore, peut bien laisser soupçonner l'existence de cette maladie, mais elle n'est pas suffisante par elle-même pour asseoir le diagnostic. Nous en dirons autant de l'examen de l'urine et des difficultés ou des troubles survenus dans la miction.

Pour procéder rigoureusement à la recherche du mal, il n'y a qu'un moyen : il faut introduire la sonde; c'est en faisant parcourir à cet instrument le canal de l'urèthre dans toute son étendue, que l'on précisera la nature et le siége de la lésion. Et si le chirurgien tient exactement compte de la distance qui sépare l'extrémité de la verge du point douloureux, le doute ne sera plus permis, surtout si, au moment où le malade accuse la plus vive souffrance, la sonde étant poussée en arrière de quelques millimètres de plus, on voit aussitôt l'urine couler à flot. Il y a un fait à relever encore, et qui contribuera à éclairer le diagnostic : quand il y a cystite du col, cet organe oppose une telle résistance à se laisser franchir, que souvent l'opérateur doit attendre quelques instants pour que la rémission se fasse ; et ce n'est que lorsque les fibres musculaires qui le composent seront fatiguées de leur contracture, que la sonde pénétrera dans le réservoir. Jusque-là chaque pression du cathéter entraînera en arrière la masse charnue qui constitue le col, et, quand cette pression cessera, le col, revenant sur lui-même dans sa position première, repoussera l'instrument en avant et au dehors.

Pronostic. — Quand la cystite du col n'est accompagnée d'aucune complication, elle ne présente pas une grande gravité, mais elle laisse souvent après elle des traces qui rendent plus fréquentes les maladies de cet organe. De plus, c'est en développant des valvules, en hypertrophiant les fibres musculaires du col, résultat assez ordinaire de l'inflammation de cet organe, que cette maladie expose plus tard à la rétention d'urine, avec laquelle le sujet aura peut-être beaucoup à compter, ainsi que nous aurons occasion de le dire à propos des causes de la gravelle.

Traitement. — A l'état aigu, la médication anti-phlogistique, dont il a été question plus haut à propos de la phlegmasie du réservoir urinaire, sera prescrite avec énergie et persistance. Si l'inflammation est franche, si le sujet en est atteint pour la première fois, ce traitement bien conduit amènera la guérison, ainsi que la résolution complète du développement anormal des tissus.

Malheureusement, soit que cette cystite se complique d'une blennorrhagie difficile à enrayer dans sa marche et toujours d'une certaine durée, quelle que soit la médication dirigée contre elle, ou d'un rétrécissement dont les anfractuosités sont autant de cloaques pour l'urine et entretiennent autour du col une irritation permanente, la maladie a rarement le caractère d'une inflammation franche. Une autre considération encore, et celle-ci commune à toutes les phlegmasies du col, qu'elles se compliquent ou non d'une lésion voisine ou d'un vice général, tel que la diathèse herpétique par exemple, tend à faire passer le mal à l'état chronique : c'est la rétention d'urine, conséquence fatale de l'hypertrophie de cet organe. Le liquide urinaire, étant retenu ainsi dans le réservoir, subit aussitôt des modifications qui le rendent blessant et qui entraînent après elles la perpétuité du mal.

Dans ces situations diverses, le médecin doit d'abord faire cesser l'irritation extrême par des sangsues, des bains de siége émollients, et aussitôt après cautériser le col avec le nitrate d'argent, pour ne pas laisser exister une affection pathologique dont les antiphlogistiques ne pourraient se rendre maîtres. C'est à M. Lallemand que revient l'honneur d'avoir saisi le premier cette indication thérapeutique, et d'avoir trouvé un instrument spécial propre à assurer le succès du traitement.

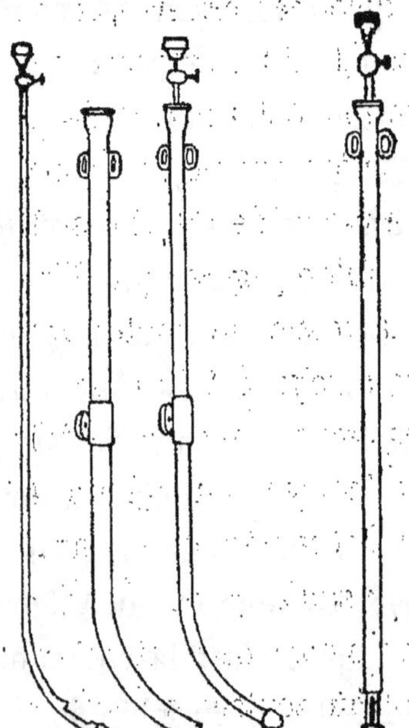

Porte caustique de Lallemand.

Fig. 12. Porte-caustique droit, tel qu'il est au moment où le chirurgien cautérise le col. La cuvettte garnie de nitrate d'argent est à découvert.

Fig. 13. Porte-caustique courbe, tel qu'il est au moment où le chirurgien l'introduit dans le canal de l'urèthre.

Fig. 14 et 15. Montrent séparément les deux pièces dont se compose l'appareil.

Le *porte-caustique* de Lallemand est une sonde ordinaire en argent, droite ou courbe, ouverte à ses deux extrémités. A l'intérieur de cette sonde circule une tige mobile portant à son extrémité une cuvette remplie de caustique. Le mouvement de cette tige, dont le but est de couvrir ou de découvrir le caustique, est limité par un bouton qui fait corps avec elle et vient heurter contre le bec quand on l'amène à soi. Enfin, extérieurement existe un curseur parcourant la surface externe de l'instrument, et un appareil de même nature sur le bout externe de la tige mobile ; dans un instant nous dirons quels en sont les usages.

Pour appliquer cette sonde et cautériser le col ou une partie quelconque du canal, il faut d'abord mesurer la distance qui sépare le méat urinaire de la lésion à cautériser. Dans l'espèce qui nous occupe, on introduira la sonde non chargée de nitrate, et la cuvette étant cachée. Dès qu'on jugera que l'instrument est parvenu dans la vessie, le bouton qui obture l'extrémité du bec sera repoussé d'un demi-centimètre, et l'urine, s'engageant dans le conduit ouvert qu'on lui présente, s'écoulera au dehors. A ce moment, le chirurgien ramènera vers lui l'instrument en bloc, tel qu'il est, jusqu'à ce que l'urine cesse de se montrer ; et comme dans cette situation la cuvette est nécessairement au contact du col, en présence de l'organe malade que l'on se propose de médicamenter, il n'y aura plus qu'à prendre les précautions nécessaires pour que tout à l'heure le porte-caustique soit placé dans une position identique. Les deux curseurs sont là pour permettre d'atteindre ce résultat avec certitude. Le premier, l'externe, sera fixé contre le méat urinaire ; le second, celui qui circule sur la tige mobile, sera rivé contre l'ouverture externe de la sonde. Cela fait, le tout est ramené au dehors, et l'on s'occupe de charger la cuvette avec du nitrate. Ce travail se fait à l'aide de la lampe à alcool, qui sert à la fois à chauffer la cuvette et à liquéfier le sel d'argent, qui sera versé goutte à goutte dans ce réceptacle jusqu'à ce qu'il en soit rempli. Quand tout est refroidi, et que les bavures du caustique, qui empêchaient de ramener la cuvette au dedans de la sonde, ont été limées, il ne reste plus qu'à pratiquer l'opération. La sonde est introduite jusqu'à ce que son curseur soit au contact du méat urinaire, et aussitôt après la tige mobile est poussée jusqu'à ce qu'elle soit arrêtée dans sa marche par le second curseur heurtant contre l'extrémité externe de la sonde. A cet instant, il n'est pas douteux que le caustique ne soit en rapport avec la lésion à cautériser ; cependant, comme les parois de la cuvette touchent et protégent une partie du col qui ne serait pas atteinte par l'agent thérapeutique, il est indispensable de faire subir à la tige mobile un mouvement de rotation, mettant au contact du médicament tous les points de l'organe malade. Ce mouvement, très-facile à obtenir avec la sonde droite, présentait de grandes difficultés avec la sonde courbe, quand M. Leroy d'Étiolles, à l'aide de quelques chaînons placés au niveau de la courbure de l'appareil, a rendu ce second temps de l'opération aussi aisé avec cet instrument qu'avec le premier. Ce n'est pas là la seule modification apportée à l'idée-mère de M. Lallemand, et nous avons aujourd'hui dans l'arsenal de la chirurgie un assez grand nombre d'instruments servant à cautériser le col. Dans le nombre, nous citerons ceux de MM. Pasquier, Ducamp, Ségalas, Barré (de Rouen), Amussat, Delcroix, Dieulafoy (de Toulouse), Civiale, Mercier, Demarquay, Dick. Nous parlerons de ces trois derniers.

Fig. 16.

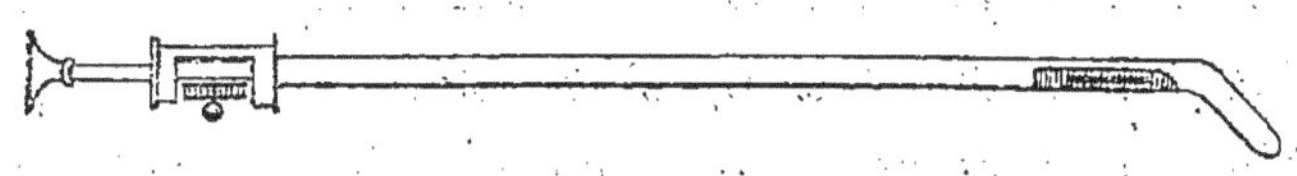

Porte-caustique de Mercier.

Celui de M. Mercier est coudé de telle sorte que, parvenu dans la vessie, la résistance que l'on éprouve, si l'on tente de le ramener à soi, permet d'assurer qu'à ce moment le coude est juste au niveau du col. Cette assurance, dans un fait aussi important, a autorisé la construction de cet instrument sans brisure aucune. En conséquence, M. Mercier a placé, le plus près possible du coude, une fenêtre où vient se montrer le caustique, selon la volonté du chirurgien. Pour que le nitrate d'argent apparaisse ou disparaisse au gré de l'opérateur, il a suffi d'établir une boîte largement fenêtrée à l'extrémité externe de l'appareil, et de fixer à l'extrémité externe de la tige mobile un bouton se mouvant dans cette même boîte. Selon que ce bouton est ramené à droite ou à gauche, le caustique est à la fenêtre ou n'y est pas. Et comme après le coude la sonde est parfaitement rectiligne, rien n'est plus facile que de la faire tourner sur elle-même et de mettre le médicament au contact de toutes les parties du col.

L'instrument de M. Demarquay corrige un défaut de celui de M. Lallemand, tout en lui conservant son type premier. Nous avons vu qu'avec la sonde du célèbre chirurgien de Montpellier il fallait d'abord s'assurer, par une opération préalable, de la distance à faire parcourir à l'instrument, pour qu'il atteignît exactement et avec certitude le point à cautériser. Et

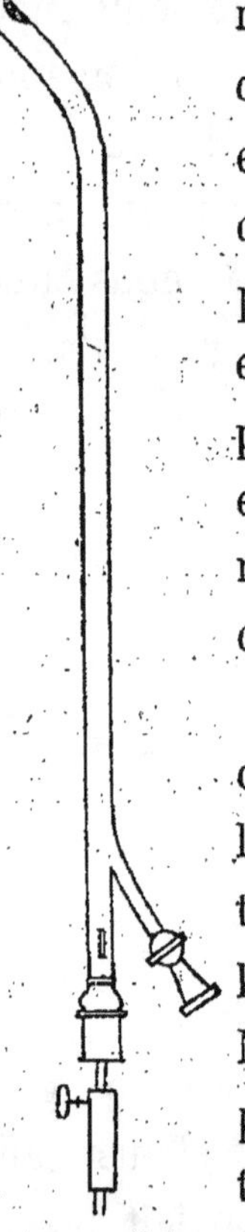

Fig. 17.

Porte-caustique
uréthral de
M. Demarquay.

c'était en étudiant le moment de la sortie du liquide urinaire à travers la sonde qu'on prenait possession de ce renseignement indispensable. Jusque-là, rien de mieux, mais l'inconvénient était dans l'obligation de retirer l'instrument, de le charger et de le réintroduire après, ou tout au moins d'avoir à sa disposition deux porte-caustique identiques, l'un vide et l'autre chargé, pour ne pas se livrer devant le malade à des travaux de laboratoire.

M. Demarquay a éloigné ces inconvénients, grâce à la modification suivante : sur le flanc de la sonde règne, dans presque toute son étendue, un conduit qui vient s'ouvrir à un centimètre environ du bec ; or, ce conduit laissant passer l'urine, il est évident que nous serons très-exactement renseignés par lui sur le point où l'instrument se trouve, et que, la position du col par rapport à la sonde nous étant connue, nous procéderons avec certitude à sa cautérisation, en découvrant la cuvette qui se trouve à l'intérieur chargée de nitrate d'argent et prête à fonctionner. Ce n'est pas là le seul avantage du perfectionnement apporté à la sonde de Lallemand : ce même conduit, qui laissait passer l'urine tout à l'heure, servira maintenant à pratiquer une ou plusieurs injections d'eau fraîche sur le point qui vient d'être cautérisé, pratique louable et dont le but est d'éliminer l'excès de caustique employé.

Fig. 18.

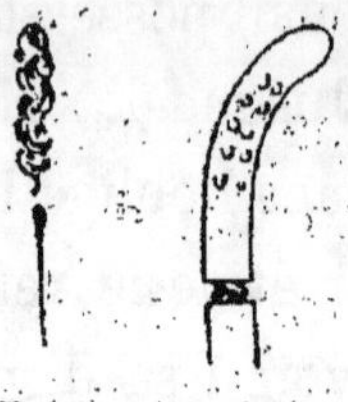

Porte-caustique
de Dick.

Dick, le docteur anglais, préférant se servir d'un caustique liquide, a inventé une sonde en argent, terminée à son extrémité vésicale par un ajutage criblé de trous. Dans cette sonde circule un stylet au bout duquel est attachée une éponge trempée dans une dissolution de nitrate d'argent. Le manuel opératoire se devine, et nous passons. L'idée à laquelle répond cet instrument ne nous satisfait pas : certainement il est possible, en faisant tourner la sonde sur elle-même, de faire arriver au travers des trous, et partant au contact de l'éponge, presque tous les points de la muqueuse ; mais il n'y a pas certitude pour l'opérateur d'avoir atteint le résultat qu'il cherchait. Et enfin nous ne voyons pas quel est, dans ce procédé, l'avantage compensant l'inconvénient, celui-ci très-réel, qu'a tout liquide de couler et d'aller porter l'irritation, la destruction même sur des organes sains. Cette pratique serait justifiée pourtant si l'on avait à graduer l'intensité de la cautérisation, mais c'est là une occasion qui se présentera bien rarement ; dans la cystite du col, c'est une modification profonde qu'il faut rechercher en principe ; quelquefois c'est une valvule qu'il faut détruire, ou toute autre saillie en voie de formation, et c'est à peine si le nitrate à l'état solide, dans toute la puissance de ses propriétés, permet d'obtenir ce résultat quand on l'appuie directement et fortement sur les tissus.

Quel que soit l'instrument choisi par le chirurgien, dès que le caustique touche la surface du col, le malade ressent une douleur qui reste très-vive pendant les quelques secondes que dure l'opération; mais bientôt après, elle se calme, malgré la persistance du ténesme et des épreintes siégeant dans cette région. Chaque fois que le malade veut rendre ses urines, et le besoin en est fréquent, la sensation éprouvée est infiniment pénible, et le liquide excrémentitiel est souvent teint de sang, surtout à la fin de la miction. Tels sont les phénomènes les plus ordinaires qui suivent la cautérisation du col, et qu'il est facile d'amender dès les premiers instants en plaçant le malade dans un bain, en lui prescrivant des boissons rafraîchissantes et des lavements émollients. Cependant, dans quelques rares circonstances, l'action du caustique est suivie encore de rétention d'urine, mais il n'est pas d'exemple où l'application des sangsues combinée avec les autres antiphlogistiques n'ait triomphé rapidement de cette complication.

Le malade guéri, quels sont les conseils à lui donner pour le soustraire aux rechutes ?

Ainsi que nous l'avons dit plusieurs fois, c'est dans l'étude des causes que se trouve la réponse à cette question ; c'est dans la pathogénie que nous recueillerons toujours les meilleurs renseignements à fournir. Si la maladie est de nature exanthématique (Lallemand croyait que c'était là un cas assez ordinaire), si elle marche concurremment avec une maladie de la peau, ou si elle est apparue après la dessiccation de cette dernière, on devra veiller à ce que cette affection cutanée se manifeste librement jusqu'au jour où on la traitera par des moyens internes qui, l'atteignant à sa source, mettront le sujet à l'abri de toute répercussion.

L'inflammation du col, de nature rhumatismale, ou se rattachant du moins aux influences atmosphériques et à l'impression du froid humide, devra faire conseiller ce que les lois les plus vulgaires de l'hygiène exigent en pareille occurrence : la flanelle sur tout le corps, de bonnes chaussures préservant du froid aux pieds, des bains sulfureux, des frictions sèches et surtout l'hydrothérapie.

Quelles que soient l'origine du mal et sa tendance particulière, il est urgent de ne pas perdre de vue ce que nous avons dit à propos des inflammations des autres parties du réservoir urinaire. En conséquence, on devra s'interdire les excès de table, l'usage des aliments fortement épicés et des boissons spiritueuses, et l'abus des rapprochements sexuels.

Enfin le malade devra être averti qu'une affection est toujours d'autant plus difficile à guérir qu'elle s'est produite plus souvent.

CATARRHE DE LA VESSIE.

L'affection dont nous allons nous entretenir a été confondue dans un même chapitre, avec la cystite chronique, par les auteurs modernes les plus sérieux et les plus recommandables. Acceptant comme suffisamment démontré que cette maladie de la muqueuse vésicale était, comme du reste celle des autres muqueuses de l'organisme, un état simplement inflammatoire, ils ont conclu qu'il n'y avait pas lieu de scinder le sujet en deux parties, et qu'il fallait même rayer définitivement du langage scientifique l'expression vicieuse par laquelle on la désignait. D'autres auteurs, dont l'esprit et la loyauté scientifique ne sauraient être mis en doute, fidèles à une doctrine médicale qui de tout temps a réservé dans le cadre nosologique une place particulière aux affections catarrhales des muqueuses, ont persisté à faire de cette maladie une entité morbide parfaitement définie et bien distincte.

Au lieu d'insister sur des points de doctrine où les avis sont encore partagés, et de prendre parti pour ou contre telle théorie, alors surtout qu'au lit du malade, fait très-rassurant pour le patient, les deux Écoles s'entendent assez bien pour prescrire les mêmes médications, nous rappellerons seulement ce qui n'est contesté par aucune d'elles.

Avant d'aller plus loin, faisons connaître cette affection en peu de mots.

Cette maladie est caractérisée par une hypersécrétion des glandes de la muqueuse vésicale, et nous pouvons ajouter encore que rarement le médecin est appelé à la constater quand elle existe seule, attendu qu'elle ne réveille que de très-faibles douleurs à la première période. Mais, plus tard, agissant à son tour comme cause excitante, elle amène l'inflammation des tissus voisins, et c'est ainsi que catarrhe et cystite existent si souvent sur le même sujet, soit que le catarrhe ait amené l'inflammation des parois vésicales, soit que la phlegmasie des parois ait développé l'irritation de la muqueuse.

Pour nous, du moins, l'hypertrophie des glandes de la muqueuse joue un si grand rôle, au point de vue clinique, que nous pensons ne pas devoir confondre cette maladie avec les autres phlegmasies du réservoir urinaire, alors même qu'il serait accepté de tous que sa nature est identique à celles-ci. Elle peut exister à part : donc nous devons nous en occuper à part. Quant à la désignation de catarrhe, nous n'avons rien à en dire, sinon que, rappelant un fait incontestable (*cata* en bas, *rhéo* je coule : écoulement) qui ne préjuge en rien la nature du mal, on doit le conserver. Sur ce point de linguistique, nous partageons entièrement l'opinion de Trousseau, disant devant nous que les meilleurs noms de maladies sont ceux qui énoncent simplement un phénomène spécial à cette maladie et tombant sous les sens; de cette façon, le mot plane au-dessus des discussions d'École et ne court pas le risque d'être plus tard en désaccord avec les progrès de la science. Si nos souvenirs ne nous trompent pas, c'est à propos du terme « coqueluche » qu'il nous faisait cette observation judicieuse, nous montrant que c'était parce qu'il rappelait seulement la toux particulière de l'enfant, qu'il satisfaisait à la fois, et ceux qui croyaient à une névrose, et ceux qui disaient que cette maladie était un catarrhe pulmonaire spécifique.

Causes. — Le séjour prolongé de l'urine dans son réservoir naturel amenant, ainsi que nous le savons, la décomposition de ce liquide, il en résulte souvent qu'au contact de cette matière âcre et malfaisante la muqueuse vésicale est affectée, que ses glandes deviennent le siége d'une hypersécrétion anormale, et que le catarrhe apparaît avec tous ses caractères pathognomoniques. Ce ne serait que résoudre à moitié le problème si l'on constatait seulement la rétention d'urine sans remonter à sa source, et c'est ainsi que l'on est parvenu à établir que le catarrhe de la vessie se reliait très-souvent lui-même à toutes les causes de la rétention. L'existence d'un rétrécissement sur un point quelconque de l'urèthre, le petit calibre du canal, quelle que soit l'origine de ce vice d'organisation, la présence d'une valvule sur le col ou l'état variqueux de cet organe, une affection de la prostate accompagnée de l'hypertrophie partielle ou totale de cette glande, sont donc autant de raisons qui justifient l'existence du catarrhe. Il n'est même pas indispensable que l'urine soit retenue par un obstacle physique; souvent il suffit d'un état nerveux ou seulement spasmodique des organes donnant passage au produit de la sécrétion rénale : tels sont, par exemple, la névralgie de l'urèthre, les contractions spasmodiques de la portion membraneuse de ce canal, la névralgie du col de la vessie. Dans cette même portion des organes urinaires, il est un groupe de maladies qui agissent d'une façon très-favorable au développement du catarrhe : ce sont les écoulements provenant ou non d'un coït suspect. Quand cette hypersécrétion de la muqueuse uréthrale siége au niveau de la portion prostatique, non loin de la vessie, ce dernier organe en subit rapidement la fâcheuse influence, et à son tour il est atteint d'une affection, non pas identique peut-être, mais s'en rapprochant singulièrement, puisque, ici comme dans l'urèthre, ce sont les produits de sécrétion des glandes qui sont altérés.

La présence de la sonde dans le canal amène quelquefois les mêmes conséquences.

Dans un autre ordre d'idées, toutes les causes agissant directement sur la sensibilité de la muqueuse, par l'action d'un corps dont la présence insolite dans le réservoir urinaire ne saurait être tolérée plus longtemps, ont aussi une fâcheuse influence dont le résultat dernier est l'hypersécrétion des glandes vésicales. En effet, on comprend aisément que l'existence d'une pierre dans la vessie, ou tout autre corps introduit par accident, doive irriter cet organe et développer, selon le tempérament, l'âge et la force du sujet, selon la faiblesse relative de telle partie constituante des parois vésicales, une maladie de ce viscère, soit l'une de celles que nous avons citées, soit un catarrhe. Ici nous devons faire remarquer qu'une évolution en sens contraire peut se produire : s'il n'est pas douteux que la présence d'une production lithique, gravier ou calcul, amène un catarrhe, il est non moins certain que cette affection pathologique est assez souvent la cause déterminante de l'apparition d'une concrétion calculeuse. En quoi peut-on être surpris qu'une maladie caractérisée par des écoulements de mucosités très-complexes quant à leur composition chimique réagisse sur le liquide excrémentitiel, le dénature au point d'amener le dépôt de tel ou tel sel ? Nous aurons à dire plus tard que dans cette espèce la concrétion est généralement phosphatique.

A côté des corps étrangers de la vessie, nous

devons placer les productions organiques et les productions hétéromorphes dont cet organe est le siége, et qui jouent dans le développement de la maladie dont nous parlons un rôle à peu près identique: ce sont principalement les polypes et les fongus, et puis ces dégénérescences de toute nature que nous trouvons aussi bien dans la vessie qu'au sein des autres organes. Ici la question se complique de la gravité due aux produits anormaux eux-mêmes; mais, faisant abstraction des diathèses qui les ont développés, pour ne nous occuper que des désordres locaux dont ils sont la cause, nous ferons remarquer que : 1° ils agissent comme obstacle au cours de l'urine selon le point de l'appareil urinaire où ils ont élu domicile; 2° ils doivent nécessairement, par leur partie saillante, froisser, irriter la muqueuse avec laquelle ils sont en contact ; 3° autour d'eux, par leur base, ils propagent de proche en proche une phlegmasie qui occupe bientôt la plus grande partie de la muqueuse vésicale; 4° enfin, faisant corps avec les parois de la vessie, ils en gênent les contractions et nuisent à la sortie complète du liquide urinaire.

Chez certains malades, le catarrhe trouve sa raison d'être dans une maladie préexistante des parois vésicales. Qu'il y ait hypertrophie ou atrophie, ces deux états entraînent presque nécessairement après eux l'hypersécrétion des glandes. Et, en effet, le développement excessif des parois ne peut pas exister sans donner lieu à un afflux de liquides dans les mailles des tissus qui les composent, et cette congestion ne peut pas se produire sans que la muqueuse à son tour ne soit entraînée dans un travail pathologique de même nature; de là, la présence de muscosités dans l'urine. Quant à l'atrophie, son rôle dans la production du catarrhe est tout différent, mais il tend vers un même but : nous avons fait remarquer plus haut que cet état coïncidait presque toujours avec la paresse de l'organe; or nous avons démontré qu'en principe, et d'une façon générale, toutes les causes provoquant la stagnation de l'urine entraînaient, par ce seul fait, l'irritation de la muqueuse et donnaient lieu à un catarrhe. C'est là une circonstance qui se présente assez souvent pour que nous ne négligions pas de la signaler.

Nous venons de parcourir rapidement l'ensemble des faits locaux qui tendent à réaliser la maladie ; il nous reste à chercher dans l'ensemble de l'organisme quelles sont les conditions les plus fâcheuses qui facilitent le mieux l'apparition du catarrhe.

La première de toutes est celle qui place le sujet dans un milieu atmosphérique tel, que le corps se trouve soumis à des variations brusques de chaleur et de froid, unies à un certain degré d'humidité.

C'est en effet dans les pays brumeux que les catarrhes s'observent sur une vaste échelle; c'est quand le sujet, ne prenant conseil que de son agrément, se découvre dès qu'il a chaud ou bien encore supporte, sans précaution aucune et pour s'aguerrir, les états atmosphériques les plus divers, qu'il s'expose à ces affections des muqueuses. Certainement le mal se localise, dans la pluralité des cas, sur l'organe le plus voisin de la peau qui a subi cette impression fâcheuse; mais il arrive encore assez souvent que c'est un organe éloigné qui, par contre-coup ou par voie de sympathie, réalise le mal de préférence. Du reste, il est rigoureusement scientifique d'admettre que deux personnes placées dans des conditions identiques voient se développer, au contact du même agent perturbateur, deux maladies différentes en raison de leur disposition naturelle, de la faiblesse relative de tel organe vers lequel se concentre toujours, et quoi qu'il advienne, la fluxion sanguine ou humorale. C'est là un des éléments de la pathogénie individuelle, et nul ne peut se soustraire à cette loi de son corps.

Quand déjà un organe est en souffrance, il y a une raison de plus pour que la fluxion soit appelée de ce côté. Supposons que le sujet soit atteint d'une blennorrhagie : pour que le catarrhe survienne, le moindre prétexte sera suffisant, aussi bien un refroidissement sur un point quelconque du corps qu'une cause s'adressant plus directement à la vessie. Ce même refroidissement pourra agir encore dans le même sens si, en dehors de toute lésion uréthrale, le sujet s'est livré à des excès vénériens ou à des libations copieuses ayant surexcité le réservoir urinaire.

En somme, les troubles de la fonction cutanée ont toujours été considérés avec raison comme une des principales causes du catarrhe de la vessie, et on a expliqué ce fait en invoquant la sympathie qui existe entre la peau et les muqueuses.

Indépendamment du rétrécissement provoqué sur les muqueuses par une impression de froid humide sur le tégument externe, il y a encore à relater les maladies de la peau occupant une assez large surface et qui sont susceptibles, elles aussi, de se répercuter sur la muqueuse vésicale. Quand cet accident surgit, c'est que l'exanthème a été contrarié dans son développement sans avoir été atteint dans sa source.

En fait de répercussions, nous avons à mentionner aussi celle de la goutte, qui déjà spontanément opère ses crises par la voie rénale. Quand la maladie des articulations est enrayée avant d'avoir parcouru toutes ses phases, il est fort à craindre que les reins et le réservoir urinaire n'aient à en subir les fâcheuses conséquences, de préférence à tout autre organe, parce que cette voie est, pour ainsi dire, préparée à livrer passage au principe morbifique. Par le fait, les événements ne sont que devancés, mais en même temps qu'ils arrivent trop tôt, ils revêtent un caractère pathologique.

Chez la femme, le sang menstruel, et, dans l'un et l'autre sexe, le sang qui afflue dans les vaisseaux hémorrhoïdaux, change quelquefois de direction et produit alors des troubles assez variables, selon l'organe vers lequel la fluxion se porte. Il n'est pas absolument rare que le catarrhe de la vessie soit intimement lié à cette suppression cataméniale ou hémorrhoïdale. Il n'y a pas seulement que la cessation brusque d'un écoulement sanguin qui amène chez quelques sujets une sécrétion plus abondante de la muqueuse vésicale; il faut noter également dans ce groupe de causes métastatiques la suppression d'un émonctoire auquel l'économie était habituée, d'un cautère par exemple, ou d'un séton.

Enfin, pour clore ce chapitre, nous devons signaler l'action des diathèses sur les tissus de même nature. C'est ainsi que le rhumatisme, se déplaçant d'une région musculaire où il avait élu domicile, pour se porter sur les muscles de la vessie et y établir son centre d'action, réagit vers la muqueuse et y développe une altération des glandes, bientôt suivie d'un écoulement muqueux. Quant aux phlegmasies des membranes muqueuses, essentielles ou non, nous ne partageons pas le sentiment de la plupart des auteurs, qui admettent, même en dehors d'un état diathésique, une sympathie générale entre toutes les membranes de même nature du corps humain. Si, dans la pratique, on voit une affection catarrhale ou autre siéger tour à tour sur la muqueuse du nez, du larynx, des bronches, c'est que le mal s'est propagé par voie de continuité des tissus, et non par voie de sympathie. Aussi, quand, concurremment avec l'un de ces états pathologiques, un catarrhe intestinal ou de la vessie survient, c'est-à-dire deux affections morbides où le mal n'a pu s'inoculer de proche en proche, puisque la muqueuse respiratoire ne suit pas celle de la vessie et que celle de l'intestin est séparée de la muqueuse des poumons par l'œsophage et l'estomac, organes sur lesquels cette phlegmasie ne se localise presque jamais, nous préférons admettre un principe fort naturel et n'ayant aucun rapport avec le précédent : Toute cause morbide a une manière d'agir propre qui la fait porter de préférence son action sur tels tissus de même contexture, terrain éminemment favorable à son développement, et y produire une affection tendant à revêtir les mêmes caractères. C'est ainsi qu'un refroidissement doit, indépendamment de la muqueuse sur laquelle il agit plus directement, ébranler toutes les membranes pareilles de l'économie. Quand donc une muqueuse sera affectée, on pourra craindre de voir la muqueuse vésicale être atteinte également, non pas en vertu d'une sympathie qui expliquerait la généralisation du fait en dehors de l'action persistante de la cause, mais parce qu'il existe, pour ainsi dire, une attraction entre la cause morbide et tous les tissus de même organisation.

En passant, relevons au nombre des causes, sinon efficientes, au moins prédisposantes, les excès qui ont une action assez directe sur les organes urinaires : de ce nombre sont les rapprochements sexuels trop nombreux et les écarts de régime alimentaire sursaturant l'estomac de substances très-riches en azote, relevées par des condiments âcres et noyées dans des boissons fortement alcoolisées. Après eux, nous trouvons les exercices équestres, et, dans une autre série de faits différents, mais tendant au même but, la station assise habituellement prolongée sur des siéges rembourrés, qui appellent la fluxion dans les organes du bassin. Chez l'homme de bureau, cette question se compliquant d'une certaine tension d'esprit qui fait oublier ou négliger le besoin de rendre l'urine, nous avons à tenir compte de cet élément de plus tendant à réaliser le mal.

Il est un vieil adage médical disant que la tête est la partie faible dans l'enfance, la poitrine dans l'âge adulte, et l'abdomen chez les vieillards. C'est là une vérité dont on trouve tous les jours la justification au lit du malade : il n'est pas douteux que, même dans l'état de santé parfaite, les vieillards auront toujours à se méfier de cette cause qui leur est spéciale, d'autant plus qu'à cet âge de la vie la miction n'est jamais complète, la faiblesse contractile des parois vésicales et le développement de la prostate nuisant à la sortie du liquide urinaire.

Quant à la constitution et au tempérament, il est certain que la faiblesse et le lymphatisme apportent avec eux une tendance à la sécrétion exagérée des muqueuses, et que dans cet état le sujet sera plus exposé à réaliser le catarrhe de la vessie, et surtout à le conserver ou à le voir revenir dès la première imprudence.

Diagnostic.— Quand la maladie est à l'état aigu, le sujet se plaint de douleurs vagues, mais assez vives dans tout l'appareil urinaire, douleurs qui s'irradient dans les lombes, dans l'hypogastre, au périnée et vers les organes de la génération. Quelquefois la sensation éprouvée au méat est insupportable. En même temps on constate, dans la région malade, de la chaleur et un certain degré de tension qui rend pénible l'impression des doigts.

L'urine est presque toujours claire, mais rendue goutte à goutte, au prix des plus vives souffrances; le besoin d'uriner est souvent si fréquent, que le chiffre donné par le patient paraît invraisemblable : il dira, par exemple, qu'il a demandé le vase jusqu'à cinquante et soixante fois en un jour.

La face est vultueuse, la langue blanche, le pouls fréquent et plein.

Tel est le début de la maladie quand elle apparaît sans prodromes, appelée par une cause déterminante énergique, chez un sujet bien préparé, du reste, à la manifestation du mal.

Le lendemain et les jours suivants, certains phénomènes s'amendent, notamment la fièvre; et les douleurs, perdant de leur acuité, sont moins générales, mais elles se localisent surtout au col, au méat et à l'anus. Chaque fois que le malade veut uriner, en vertu d'une synergie musculaire rendant solidaires les uns des autres les muscles du col et de l'anus, il se produit, dans ces deux régions, du ténesme et des épreintes qui lui arrachent quelquefois des cris. Quant à la douleur du méat, elle n'a d'autre valeur que celle de donner la mesure de l'irritation du col de la vessie. C'est une fausse sensation que nous retrouvons partout en pathologie, aussi bien après une lésion sérieuse, points de côté, névralgie intercostale, comme après un coup sur le coude « endormant » le petit doigt. L'urine change de caractère; elle perd de sa transparence d'abord, et bientôt après est chargée de mucosités épaisses qui vont en augmentant. La réaction générale s'efface, et la maladie tend à revêtir les caractères qui lui sont absolument propres.

Telle est, en peu de mots, la physionomie de l'état aigu, qui se présente assez rarement dans la pratique, mais que nous devions traiter d'abord.

Généralement la maladie s'établit lentement, sans douleurs, sans même envies d'uriner plus fréquentes ; et quand le sujet s'aperçoit qu'il est atteint de cette affection, il a perdu le souvenir de la cause première qui l'a amenée : d'emblée la maladie est chronique. Il ne faudrait pas croire cependant que cette affection de la vessie puisse exister depuis longtemps sans se révéler autrement que par l'aspect particulier de l'urine. Si le malade n'est pas soumis à un traitement qui calme la phlegmasie et en arrête les progrès, il y aura production de phénomènes plus ou moins douloureux dans toute la région du bassin, et principalement dans les voies urinaires, soit quand celui-ci voudra uriner, soit quand il fera des efforts pour aller à la garde-robe. En même temps, il remarquera que le besoin de rendre les urines se manifeste beaucoup plus souvent ; que la nuit, contrairement à ses habitudes, il doit se lever pour le satisfaire. Puis, insensiblement, le degré de la phlegmasie augmentant, il éprouvera des difficultés dans la marche amenant un sentiment de pesanteur au périnée ; et s'il continue à ne tenir aucun compte de ces avertissements, l'urine se présentera quelquefois teinte de sang. Nous reviendrons sur ces phénomènes à propos des rechutes, quand l'état aigu vient s'enter sur un état chronique après un excès ou toute autre imprudence. Pour le moment, étudions l'urine telle que nous la trouvons sur un sujet atteint d'un catarrhe chronique de la vessie. C'est en examinant ce liquide avec soin que l'on reconnaîtra l'existence de l'affection ; les signes qu'il fournit sont pathognomoniques, tandis que ceux que nous avons donnés jusqu'à maintenant se rattachent aussi bien à une lésion quelconque de l'appareil urinaire.

L'urine, examinée dans un vase transparent, présente à toutes les hauteurs des filaments qui vont flottant sans direction déterminée, et surtout un dépôt glaireux d'une consistance assez grande pour adhérer fortement à la paroi sur laquelle il repose. Quand le malade reste longtemps sans uriner, ce dépôt se forme dans la vessie et vient se montrer au méat sous forme de corps gluant qu'il faut arracher, à moins que, se pelotonnant sur lui-même et devenant de plus en plus concret, il ne bouche le col et rende impossible la sortie du liquide urinaire. En séparant avec un filtre la portion aqueuse de la portion solide, on remarque d'abord que la couleur de l'urine est normale et que le dépôt est seulement constitué par le produit exagéré des glandes de la muqueuse vésicale, mucus tenant en suspension des débris de cellules épithéliales qui formaient, avant de s'en détacher, la couche la plus externe de cette muqueuse. La comparaison qui a été faite de cette substance avec le blanc de l'œuf est très-juste, en ce sens que, tout comme l'albumine, elle est filante, visqueuse, et que, desséchée, elle prend l'aspect brillant du vernis ; mais ce n'est que dans l'apparence extérieure que réside la ressemblance ; dès qu'on la chauffe à 60 degrés, on constate que ce n'est pas de l'albumine, puisqu'il n'y a pas coagulation. Si l'on voulait cependant rendre manifeste le principe constituant du mucus, c'est-à-dire la *mucine*, la coagulation pourrait être obtenue ; mais à l'aide d'une température élevée et après avoir additionné le liquide d'alcool. Ce procédé n'est pas le meilleur. Pour agir avec plus de certitude, il faut mélanger d'abord l'urine de trois fois autant d'eau et ajouter de l'acide acétique. Plusieurs heures après, le liquide deviendra uniformément trouble, et cette teinte ne disparaîtra ni avec un excès d'acide, ni par la chaleur. Au contraire, s'il est soumis à l'action d'une faible quantité d'acide chlorhydrique, il reprendra sa coloration première.

Dans le catarrhe chronique de la vessie, le mucus se présentant le plus souvent à l'état de transparence, le microscope n'est pas d'un grand secours. Cependant on peut, avec cet instrument, distinguer l'élément principal qui le compose. Ainsi que l'indique la figure que nous en donnons ici, l'œil découvre de petits corps arrondis et transparents, granuleux, contenant un ou plusieurs noyaux ressemblant, à s'y méprendre, aux cellules incolores du sang. Pour les rendre plus manifestes, la teinture d'iode est quelquefois employée. Enfin, si l'examen porte sur une urine excrétée depuis plusieurs jours,

Fig. 19.

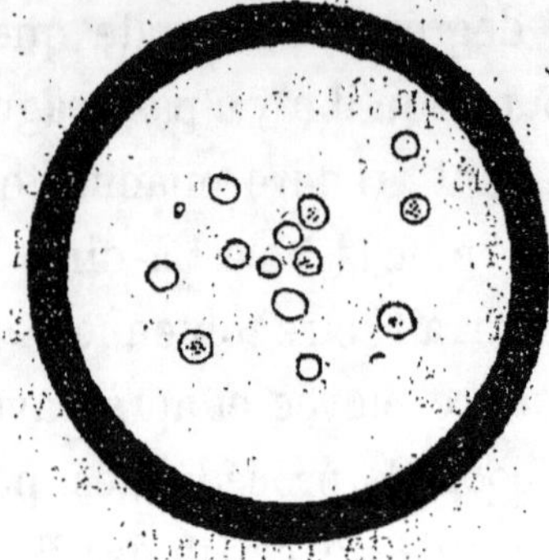

Corpuscules muqueux.

le mucus, alors coagulé par la fermentation, apparaît sous forme de bandes finement granulées.

Fig. 20.

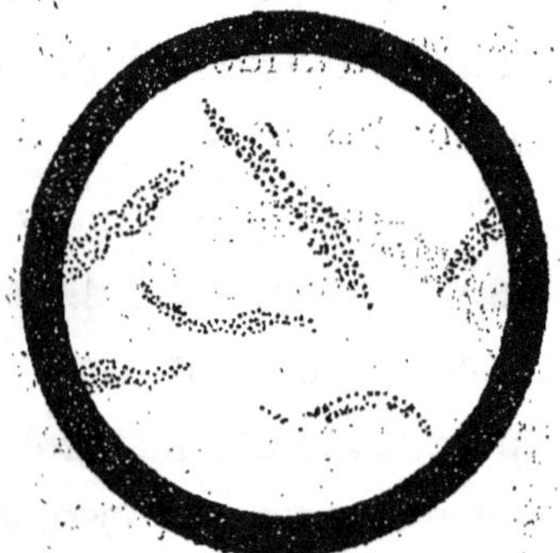

Mucus coagulé par la fermentation.

Pour les cellules épithéliales, il faut donner la préférence au microscope : ce moyen d'investigation est le seul qui permette d'établir exactement leur existence. Elles sont plus ou moins arrondies ou polygonales, et contiennent un noyau central. On ne

Fig. 21.

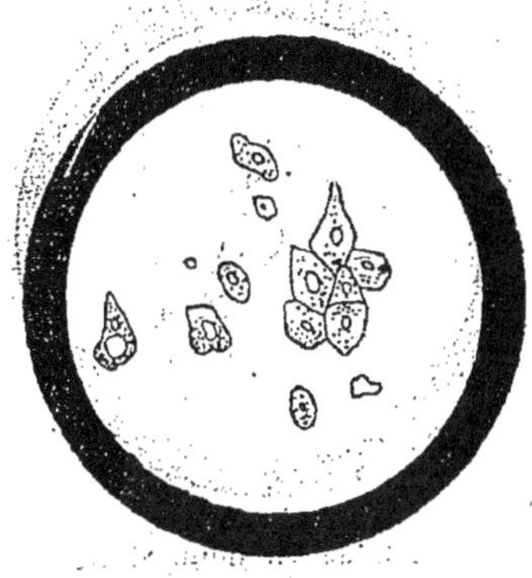

Épithélium pavimenteux de la vessie.

saurait les confondre avec celles qui viennent des
uretères et des bassinets, qui sont allongées au contraire et ressemblent, soit à une larme, soit à un fuseau
(*fig.* 22), ni avec celles qui viennent de l'urèthre

Fig. 22.

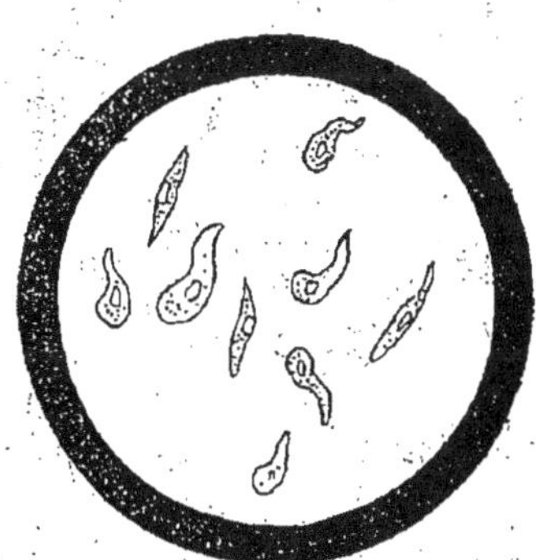

Cellules épithéliales provenant des uretères, des bassinets,
des calices.

(*fig.* 23), qui sont plus grandes et transparentes.
Quant aux cellules épithéliales qui se détachent des

Fig. 23.

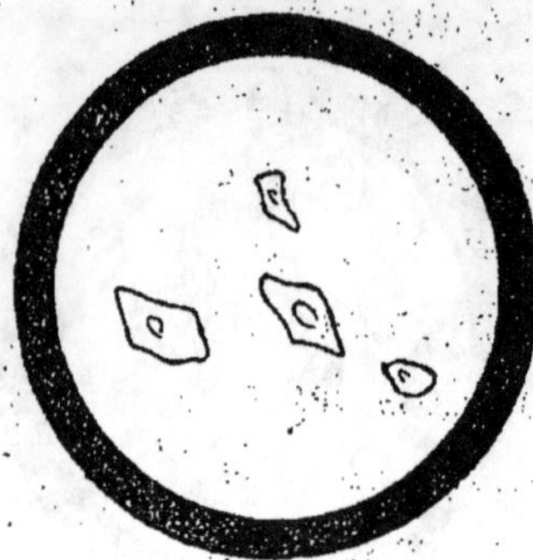

Cellules épithéliales provenant de l'urèthre.

tubes urinifères, dans certaines maladies graves de
la substance corticale des reins, la confusion n'est
pas possible : elles sont allongées et ont la configuration des tubes dont elles émanent; en outre, leur
surface est rendue mamelonnée, comme le fruit du
maïs, par des cellules arrondies contenant chacune
un noyau.

Fig. 24.

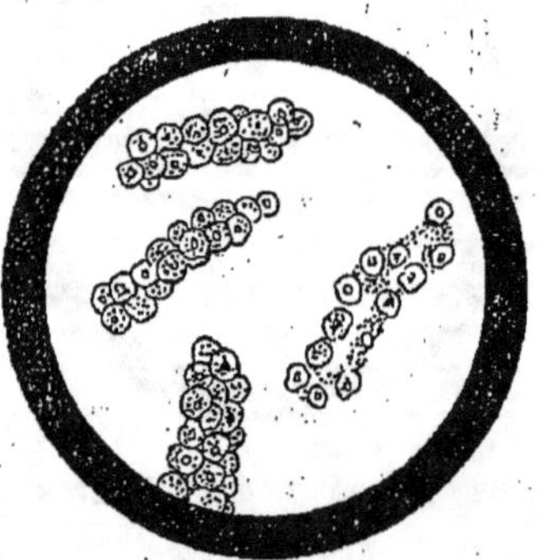

Épithélium des tubes urinifères.

Après avoir affirmé, il y a un instant, que le ca

tarrhe chronique, à l'état le plus simple et au début de la maladie, était seulement une exagération d'un état normal, il sera à peine nécessaire de faire remarquer que les divers éléments sur lesquels nous venons d'appeler l'attention, mucus et cellules épithéliales, se retrouvent dans l'urine normale, mais alors à un très-faible degré, ce qui différencie l'état hygide de l'état morbide. Cet examen consciencieux a cependant une grande importance, puisque, en donnant la valeur séméiologique exacte de l'urine, il permet à l'expérimentateur de s'assurer que concurremment il n'y a pas une seconde affection ignorée jusque-là, ou que tout au moins le sédiment urinaire ne présente pas d'autres éléments, ce qui indique que la maladie est à sa première période.

Plus tard, quand la phlegmasie de la muqueuse dure depuis longtemps, quand à différentes reprises on a eu constaté des exacerbations, lorsque, en somme, au catarrhe simple est venue se joindre une cystite chronique de la totalité des parois vésicales, l'examen de l'urine accusera l'altération plus ou moins grave du réservoir urinaire.

Le premier phénomène qui indiquera un plus haut degré de la maladie sera l'extrême abondance des mucosités. Dans les Recueils scientifiques, on cite un malade qui rendait jusqu'à cinq kilos de matières glaireuses dans un jour. Ce n'est certes là qu'un fait extraordinaire; mais ce que l'on voit assez souvent, ce sont des urines dont les mucosités, quand elles sont déposées, occupent la moitié du volume total du liquide. Ce signe n'est pas le seul de l'aggravation du mal : le mucus n'a plus la transparence que nous signalions; il devient blanc, sale, et, comme il contient une matière grasse, celle-ci devient un savon au contact des principes alcalins, et ainsi s'explique la moindre viscosité du dépôt, phénomène considéré de tout temps comme une aggravation de la maladie. Ce fait chimique demande à être expliqué : l'urée, corps très-azoté, prend au contact de la mucine, substance qui joue ici le rôle de ferment, une certaine quantité d'eau, et se convertit partiellement en carbonate d'ammoniaque, corps azoté également, mais communiquant à l'urine des propriétés alcalines. C'est ce dépôt que les médecins qualifient de *puriforme* : il est d'un blanc sale, ainsi que nous l'avons dit, d'une odeur fade et nauséabonde, mais quelquefois il revêt une coloration brune, et alors il devient infect. Dans cet état, ce dépôt n'est plus caractérisé par des glaires et des filaments, mais par une masse grumeleuse qu'il suffit d'agiter à peine pour qu'elle se soulève et communique à tout le liquide un aspect laiteux. Pour s'assurer s'il y a des globules de pus dans ce dépôt, divers procédés ont été indiqués. L'un d'eux consiste à passer l'urine et à recueillir la substance abandonnée sur le filtre; si celle-ci, transportée dans

un verre d'eau froide, nage au sein du liquide sans
le teinter, elle ne contient pas de pus. Autre expérience: un fil de platine, roulé en huit de chiffre et
imbibé de mucus grumeleux, charbonne au contact
de la flamme, mais ne brûle pas. Ces divers essais
ont fait leur temps; aujourd'hui le microscope nous
fournit des renseignements autrement précis.

Fig. 25.

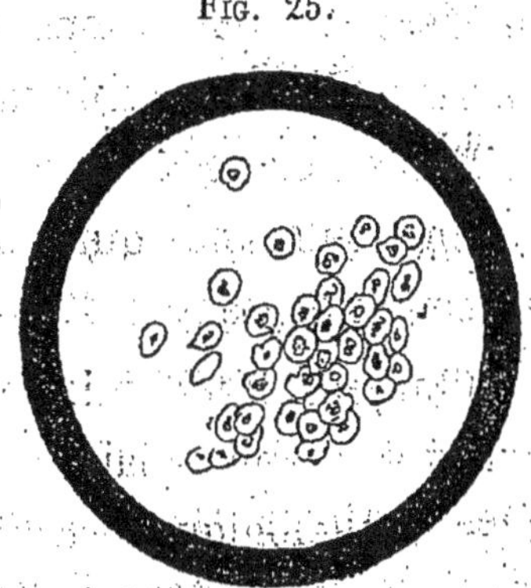

Globules du pus.

Le pus, examiné avec cet instrument, apparaît sous
l'aspect de vésicules arrondies non colorées et présentant chacune un ou plusieurs noyaux assez variables quant à leur volume. Les contours de ces
vésicules ne sont pas toujours très-visibles, c'est
encore là un de leurs caractères. Pour rendre les
noyaux plus manifestes, il suffit de toucher la petite
masse avec de l'acide acétique, et comme ces éléments sont quelquefois au nombre de quatre ou cinq,
on les voit affecter la forme d'étoiles, de croissant,

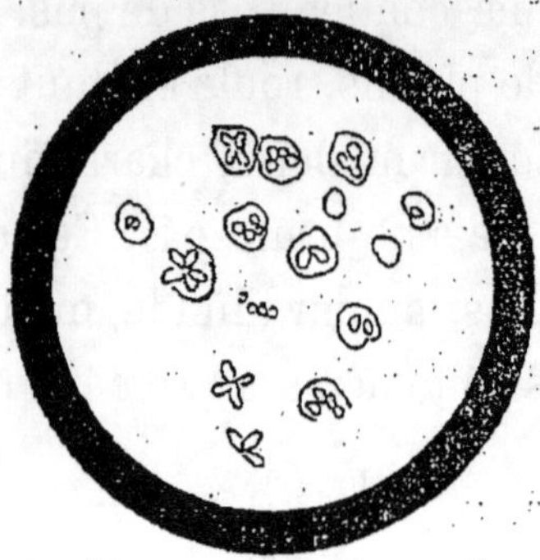

Globules du pus traités par l'acide acétique.

de chaîne, etc., selon la façon dont ils sont disposés les uns par rapport aux autres.

Les réactifs chimiques, il est vrai, ne donnent pas lá preuve de l'existence du pus; mais, comme lorsque il y a production pathologique de cette nature le sérum qui environne le globule contient de l'albumine, la présence de cet élément confirmera encore le diagnostic.

Il existe divers procédés pour découvrir l'albumine ; tous ne sont pas également bons, il en est même qui induisent facilement en erreur. Celui que nous indiquons ici est dû à Heller; il a l'avantage surtout d'accuser avec certitude la présence de ce corps, pour si faible que soit sa quantité : Versez dans un petit verre deux travers de doigt du liquide à expérimenter, et sur les bords laissez tomber quelques gouttes d'acide azotique qui iront rejoin-

dre le fond du verre en glissant le long des parois.
Si le liquide contient de l'albumine, il se produira
au-dessus de l'acide un disque trouble, blanchâtre,
présentant deux surfaces planes nettement définies.
Sans doute les urates, au contact de l'acide, pré-
cipitent à peu près de la même façon, mais alors
c'est un nuage qui se forme, tandis que, dans l'espèce dont nous parlons, le précipité ne revêt pas
cette forme indécise.

Enfin, il est utile de savoir que l'urine purulente
est toujours alcaline et qu'elle dégage une odeur
fétide. Pour constater l'alcalinité, il suffit de trem-
per dans le liquide du papier de tournesol rougi ;
aussitôt celui-ci devient bleu.

Si nous avons insisté sur les moyens de reconnaître le pus, c'est qu'il n'est pas indifférent pour le
médecin de savoir si ce produit pathologique
existe : il indique invariablement un degré fort
avancé de la maladie et souvent même une inflammation très-grave, soit des parois vésicales, soit des
organes sécréteurs de l'urine.

Quant aux symptômes locaux et généraux, ils
prennent nécessairement de l'importance avec la
marche ascendante de la maladie ; les douleurs, les
difficultés d'uriner, que nous disions être très-rares
à la première période de la chronicité, apparaissent,
deviennent plus grandes tous les jours ; et nous retrouvons alors la plupart des phénomènes que nous

avons indiqués à propos de l'état aigu. Les souffrances, limitées d'abord dans le bassin, vont s'irradiant
dans les régions voisines et retentissent bientôt dans
tout l'organisme, notamment dans l'estomac. Il y a
réaction fébrile s'annonçant par de légers frissons
qui courent à la surface du corps. Enfin, si cet état
ne s'améliore pas bientôt, le sujet perd toutes ses
forces, et sa situation devient excessivement sérieuse.

Le diagnostic du catarrhe ne serait pas suffisamment établi si l'on se contentait, à l'aide des signes
que nous venons d'étudier, d'établir son existence
et le degré auquel il est parvenu ; il reste à le compléter, en recherchant la nature de la cause qui
l'a fait naître, et qui peut-être l'entretient encore.
L'attention doit se porter sur l'existence possible
d'un calcul, d'un rétrécissement, d'une maladie de
la prostate, d'un fongus, d'une paresse des parois
vésicales ou encore d'une métastase quelconque ;
en somme, il faut remonter une à une toutes les
causes susceptibles de modifier la sécrétion de la
muqueuse du réservoir urinaire. L'usage de la
sonde rend ici de très-grands services. Avec cet
instrument, le médecin distinguera les rétrécissements
véritables d'une simple obstruction momentanée du
canal par un bouchon de mucus ; il constatera la
présence d'une fongosité ; la sensibilité excessive du
canal mettra sur la voie d'une névralgie de l'uré-

thre. Parvenu dans la vessie, le cathéter découvrira peut-être la présence d'un calcul, qu'il soit le point de départ ou la conséquence du catarrhe, ou l'existence d'une tumeur, cause probable des phénomènes observés.

Il ne faudra pas s'en rapporter aux seuls signes fournis par l'instrument explorateur, mais tenir compte encore de tous les phénomènes capables d'éclairer entièrement le diagnostic. S'il y a calcul, par exemple, le malade aura remarqué que les douleurs étaient plus aiguës quand le réservoir était vide, alors que la concrétion heurtait les parois et les blessait, que lorsque le corps étranger était entouré sur toutes ses faces par le liquide urinaire. S'il y a fongus, le malade aura souvent uriné du sang.

Les épiphénomènes ne devront pas être négligés: outre qu'ils sont utiles pour asseoir le diagnostic, ils deviennent souvent la source d'indications thérapeutiques spéciales. C'est ainsi, par exemple, que si des gaz se dégagent avec bruit du canal de l'urèthre, ce sera un signe que la vessie communique avec le rectum. Mais ce n'est pas sur ce fait exceptionnel que nous voulons, en terminant, appeler l'attention : l'étude indispensable ici est celle de l'urine. C'est en l'examinant au microscope, en recherchant chimiquement quelle est sa constitution, que nous saurons si le catarrhe se complique de la

présence de spermatozoaires dans le liquide excrémentitiel ou de quelques sels susceptibles de développer, dans un très-court délai, une concrétion
quelconque : gravelle, gravier ou calcul.

Anatomie pathologique. — La muqueuse de la
vessie étant spécialement atteinte quand il y a catarrhe, nous devons exposer d'abord ce qu'est cette
muqueuse à l'état sain.

Elle se compose de deux couches superposées :

1° D'un chorion ;

2° D'un épithélium pavimenteux.

Le *chorion* de la muqueuse vésicale est un tissu
constitué par des éléments divers. On y découvre
d'abord des fibres élastiques très-minces formant
par leur entre-croisement une trame à larges mailles,
puis des faisceaux de fibres plates entre lesquelles
circulent les vaisseaux capillaires, et enfin des éléments fibro-plastiques. En outre, examiné à sa
surface, il présente des saillies qui sont autant de
papilles.

L'*épithélium* est une mince couche qui recouvre
exactement tout le chorion et constitue la partie la
plus externe de la muqueuse, celle qui est en contact avec l'urine. Elle est très-lisse et formée par
l'agencement de cellules dont nous avons donné
la configuration, cellules qui renferment chacune
un noyau contenant lui-même plusieurs granulations.

Le chorion et l'épithélium sont traversés dans leur épaisseur entière par une multitude de conduits faisant suite aux follicules d'où émane la matière onctueuse servant à lubrifier cette membrane. Ces follicules, ou glandes primitives, placées plus profondément que le chorion, sont constituées par un simple sac et entourées d'un réseau lymphatique qui les alimente.

Telle est, en très-peu de mots, l'organisation anatomique de la muqueuse vésicale à l'état sain. Nous allons voir quelles modifications elle subit quand elle est soumise à la maladie dont nous nous occupons.

Les sujets atteints de catarrhe vésical n'étant pas à l'abri des autres affections de l'organisme qui compromettent l'existence, il a été facile de connaître exactement les lésions qui correspondaient à chacune des périodes de cette maladie. Au début, alors que le sujet ne se plaint d'aucune douleur et que le seul phénomène observé est un dépôt simplement glaireux dans les urines avec quelques filaments de même nature, la muqueuse vésicale est presque dans l'état où nous venons de la voir; cependant, en l'examinant avec beaucoup de soin, on parvient à découvrir que les follicules portent déjà les traces de l'excitation qui donnait lieu à cette surabondance de mucosités. Chez les sujets qui étaient atteints de cette maladie depuis plus longtemps, le réseau artérioso-

veineux est plus manifeste, et les vaisseaux lympha-
tiques sont manifestement le siége d'une phlogose.
A ces divers états correspondait, ainsi que nous
venons de le dire, une affection presque latente
pour le sujet qui en était atteint; mais s'il y avait
eu, pendant la vie, de la douleur, de la difficulté
dans la miction, si les urines étaient brûlantes au
passage, alors, à l'examen cadavérique, on découvre
un boursouflement de la muqueuse, sinon général
au moins existant sur divers points du réservoir
urinaire. En même temps, il y a infiltration de liquides blancs dans ces tissus et tendance à un plus
grand développement de chacun d'eux. Enfin, l'épithélium fait défaut çà et là, laissant à nu le chorion.

En résumé, tant que la maladie ne révèt pas un
caractère grave, ce sont des phénomènes de congestion qui existent, accompagnés d'une irritation plus
spécialement localisée dans les follicules.

Plus tard, quand l'hypertrophie de la muqueuse
ainsi que le ramollissement des tissus qui la composent a augmenté d'importance, il se produit des sil-
lons, des anfractuosités dont le fond est pâle, tandis
que la partie saillante est colorée d'un rouge vif. Il
n'est pas difficile de se rendre compte de cet état
particulier; il est dû évidemment à la résistance des
couches musculaires de la vessie qui, ne suivant pas
dans leur développement une marche aussi rapide
que celle de la muqueuse, force celle-ci à se replier

sur elle-même. Il n'est pas rare de trouver le sommet de ces replis non-seulement rouge et dépourvu d'épithélium, mais encore blessé et ulcéré.

Si le catarrhe remonte à plusieurs années, la muqueuse est souvent noirâtre et recouverte d'un enduit dont l'épaisseur est d'autant plus grande que l'on se rapproche du col de la vessie. A cette période de la maladie, l'épaisseur totale des parois vésicales atteint deux et trois centimètres, et la capacité du réservoir est réduite au point de ne pouvoir plus contenir que quelques onces de liquide. Concurremment, les vaisseaux capillaires ont acquis un très-grand volume et entourent l'organe d'un riche réseau sanguin, qui rend possible une hémorrhagie sérieuse si une ulcération se produit dans le voisinage et détruit l'une de ses ramifications.

Quand le sujet, dans les derniers temps de sa vie, a été tourmenté par une rétention d'urine plus ou moins complète, la vessie n'est pas dans l'état où nous venons de la voir, elle est au contraire fortement distendue et présente un volume considérable, au point d'atteindre ou même de dépasser l'ombilic dans quelques cas exceptionnels. Quand ce fait se réalise, l'épaisseur des parois est considérablement diminuée, et la pression du liquide peut avoir même déterminé la rupture de l'organe ; dans ce cas, la solution de continuité apparaît manifeste au moment de l'autopsie. Généralement la vessie est alors colorée en rouge-brun livide, et la muqueuse est recouverte par un assez grand nombre d'ulcérations superficielles. Quand la rétention était due à une paralysie, ces derniers caractères font défaut assez souvent, et, les parois vésicales, en raison de la nature même de cette affection, ne réagissant que faiblement contre le catarrhe, il n'est pas rare de les retrouver, à l'examen cadavérique, pâles et décolorées.

Si nous dirigeons maintenant nos investigations vers les organes voisins complétant l'appareil urinaire, nous trouverons des altérations dont le degré sera assez en rapport avec la somme de désordres que nous aurons constatés dans la vessie. La muqueuse de l'urèthre sera tour à tour phlogosée, enflammée ou ulcérée, selon l'intensité de la maladie vésicale. La prostate, augmentée de volume, sera ramollie, sanieuse ou suintera le pus, selon les sujets. La muqueuse des uretères participant à l'affection du réservoir présentera bien des fois toutes les altérations que nous avons déjà mentionnées. Enfin, le mal se communiquant de proche en proche, on a eu vu les reins être le siége des lésions les plus graves, lésions qui avaient certainement, dans ces cas particuliers, entraîné la mort du sujet.

De même que le catarrhe de la muqueuse, en se perpétuant, détermine des désordres importants dans les parois musculaires, à leur tour celles-ci

altérées peuvent communiquer au péritoine la phlegmasie dont elles sont atteintes. La péritonité est un
accident qui se produit encore assez souvent dans
les derniers temps de la vie, pour que nous ayons à
la mentionner au nombre des désordres que l'examen cadavérique révèle.

Enfin, on a eu trouvé des fistules chez les sujets
atteints d'un catarrhe ancien; elles résultaient d'ulcérations qui avaient été heureusement bientôt
suivies d'un travail réparateur, ayant empêché toute
infiltration du liquide urinaire dans le tissu cellulaire
voisin. Le trajet fistuleux le plus commun est celui
qui met en communication la vessie avec l'intestin.

Il est à remarquer que, en dehors de toute maladie concomitante, on ne trouve dans aucun des
autres organes de l'économie des altérations qui
puissent être attribuées au catarrhe de la vessie.

Marche, durée, terminaison. — Le catarrhe vésical aigu parcourt assez rapidement ses diverses
phases. Pendant les premiers jours, les phénomènes
locaux et généraux ont une marche ascendante :
la difficulté d'uriner est plus grande le lendemain
que la veille, la chaleur est plus intense, le pouls
est plus fréquent et les douleurs locales sont de plus
en plus vives. En admettant que le malade soit
soumis au traitement que réclame son état, vers le
cinquième ou le sixième jour tous ces symptômes

perdront de leur importance, et dans moins de vingt jours on pourra espérer une résolution complète si le malade jouit d'une bonne constitution, s'il est indemne de toute autre affection de nature à perpétuer le mal, et enfin s'il n'a jamais été atteint de cette maladie. Au contraire, si le défaut de soins laisse à la phlegmasie toute sa liberté d'action, il y aura à craindre que le catarrhe ne provoque l'inflammation du réservoir urinaire, et alors le sujet courra tous les dangers de cette affection particulière, sur laquelle nous n'avons pas à revenir une seconde fois.

Sous cette forme aiguë, le catarrhe de la vessie agit sympathiquement sur certains organes voisins : le testicule ou plutôt l'épididyme est un de ceux qui sont affectés le plus souvent. Enfin, la fièvre qui accompagne cette maladie est généralement compliquée de troubles gastriques.

Le catarrhe qui s'établit lentement, qui est chronique pour ainsi dire dès le début, a une marche et une durée en rapport à la fois avec la nature de la cause qui l'a provoqué et qui l'entretient peut-être encore, et en rapport avec le traitement qu'on lui oppose. Il est certain que c'est en tenant compte de tous les éléments de ces diverses questions qu'il sera possible d'établir la durée approximative du mal.

Pour fixer les idées, nous devons prendre une série d'exemples.

Si le catarrhe a été provoqué par un refroidissement, s'il n'est pas entretenu par une cause locale
ou par une cause générale due à la constitution
du sujet ou à l'existence d'une maladie préexistante, il suffira d'un traitement sagement établi et
suivi avec soin pour délivrer le malade de cette
affection dans quelques semaines. Ce cas fort simple
ne se présente pas souvent dans la pratique, et déjà
nous avons dit pourquoi : ce n'est pas que le catarrhe dans toute sa simplicité soit un fait rare, nous
pensons même le contraire ; mais comme il n'est
pas inquiétant pour le malade, qu'il ne se trahit que
par un simple dépôt dans les urines, il n'y a que les
personnes très-soucieuses de leur santé qui son-
gent, quand le hasard les fait s'en apercevoir, à ré-
clamer les soins de leur médecin. Et la maladie persistant, ce n'est que plus tard, quand déjà elle existe
depuis plusieurs mois, quand elle oblige le malade
à uriner plus souvent, qu'on est appelé à y porter
remède. Dans cet état, il y a déjà sans nul doute
un certain degré de phlogose dans les parois vésicales; la phlegmasie qui existait seulement dans les
follicules s'est étendue aux autres éléments du tissu
muqueux, et voilà comment, même à cette période
où les signes sont en apparence très-bénins, la
maladie se montre rebelle aux agents qu'on lui oppose. Telle est la situation la plus ordinaire dans la
pratique; c'est assez dire que sans hésitation il fau-

dra agir résolûment. Et en admettant que tout se passe pour le mieux, comme ici il y a à détruire un commencement d'accoutumance, deux ou trois mois de médication seront peut-être nécessaires pour arriver à une résolution complète.

Dans les deux exemples que nous venons de prendre, nous avons admis que la cause avait été éphémère, qu'elle n'existait plus, et que partant elle ne pouvait en rien intervenir dans la durée probable ou la terminaison possible de la maladie. Mais si le sujet est atteint d'une affection qui domine l'existence du catarrhe et l'entretient après lui avoir donné naissance, c'est à cette affection même qu'il faudra demander d'abord quelles seront la durée et la terminaison de la maladie. La réserve que nous faisons en disant « d'abord » est pleinement justifiée dans la pratique. Ce n'est pas tout, en effet, que de détruire la cause, encore faut-il l'annihiler avant que le catarrhe ait amené certains désordres anatomiques, car à leur tour ceux-ci devraient être tenus en grande considération pour préjuger la question de la guérison probable dans un délai déterminé.

Si la scène pathologique se complique de l'existence d'un calcul ou de la gravelle, d'un rétrécissement, d'une maladie de la prostate, ou de tout autre organe faisant partie de l'appareil urinaire ou placé seulement sur son trajet, la marche du ca-

tarrhé aura souvent des alternatives de mieux ou de
moins bien. Et ces recrudescences se manifesteront
alors même que la guérison de la cause première
sera en bonne voie ; il suffira alors, pour les voir
apparaître, d'un simple écart de régime, et à plus
forte raison d'un excès quelconque, soit du côté des
organes génitaux, soit du côté de l'estomac. Dans
le cours d'un catarrhe chronique de la vessie existant depuis un certain nombre de mois ou depuis
quelques années, ces retours vers un état sub-aigu
sont fréquents au point qu'ils constituent la règle
et rentrent, si l'on peut ainsi dire, dans la marche
ordinaire de la maladie.

Il est une forme de cette affection, ou mieux une
espèce, qui s'affranchit plus aisément de ces rechutes : nous voulons parler du catarrhe causé par une
névralgie de l'urèthre ou de telle autre partie de
l'appareil urinaire. Soit que l'élément douleur
joue le rôle d'une sentinelle vigilante qui impose au
sujet l'obéissance aux lois de l'hygiène, soit que
cette lésion « sans matière » ne soit pas susceptible
de s'aggraver et de rendre plus difficile encore, à
un certain moment, le passage de l'urine, il n'en
est pas moins démontré par l'expérience clinique
que les sujets atteints de catarrhe, après un pareil
état nerveux des voies urinaires, sont moins exposés que les autres à ces exacerbations irrégulières.
C'est là un fait que nous tenions à constater.

Ces retours fréquents à l'acuité constituent un des dangers les plus grands. A chacune de ces poussées, la maladie s'aggrave d'un désordre nouveau, ou bien la lésion existante prend un caractère plus sérieux, et l'intermittence qui suivra sera rarement suffisante, même en la mettant à profit, pour ramener la maladie au point exact de gravité où elle se trouvait avant la rechute ; en d'autres termes, on aura perdu du terrain. Et c'est ainsi que, après un certain nombre d'exacerbations, la vessie se trouve dans l'état pathologique que nous avons décrit, et que les organes de la sécrétion urinaire portent les traces de lésions profondes et irrémédiables. A ce degré de la maladie, il n'y a plus aucun espoir : une fièvre hectique s'empare du sujet, et après trois ou quatre mois de souffrances continues il succombe, emporté par l'infection purulente ou par des accidents de résorption du liquide urinaire.

Au contraire, si le catarrhe, par un bénéfice de nature exceptionnel, reste purement et simplement à l'état de sécrétion exagérée de la muqueuse vésicale, cette maladie peut se prolonger ainsi de très-longues années sans que cette perte de tous les jours paraisse nuire sensiblement à la constitution du sujet. Dans ce cas très-rare, répétons-le, l'hypersécrétion de la muqueuse vésicale devient une habitude, tout comme la sécrétion exagérée de la muqueuse du nez ou des bronches, qui se concilie quelquefois assez bien, à un certain degré et dans une certaine mesure, avec une santé bonne.

Dans toute hypersécrétion des muqueuses, il faut, pour juger de la durée probable de la maladie, tenir compte du ressort de la fibre, en d'autres termes de la constitution du sujet ; il faut surtout savoir que le tempérament lymphatique fait échec au traitement et le paralyse en grande partie. A plus forte raison devra-t-on être très-réservé pour fixer l'époque de la guérison, quand le sujet aura franchi le degré extrême du lymphatisme pour devenir scrofuleux.

Pronostic. — Dans les paragraphes précédents, nous avons souvent indiqué le résultat final probable, ce qui, à vrai dire, constituait le pronostic. Nous revenons cependant sur ce sujet pour formuler quelques conclusions résultant de l'observation clinique.

Le catarrhe aigu n'est sérieux qu'autant que la phlegmasie se propage dans les organes voisins. Comme alors il y a réaction de l'organisme tout entier, c'est également dans les phénomènes généraux que l'on puisera en partie les connaissances nécessaires pour établir le pronostic. Il est très-rare, à moins qu'une péritonite ne survienne ou que la rétention d'urine ne soit complète, qu'une médication intelligente ne se rende maîtresse bientôt de la situation. Dès que le mieux s'établit, tout danger est passé, et le pronostic doit être des plus favorables.

Quand il y a catarrhe chronique, la cause première est toujours à considérer dans le résultat probable. Si elle a cessé d'être, la gravité sera beaucoup moindre ; si par sa nature au contraire elle persiste, il y aura à se demander si elle tient à un état local (rétrécissements, maladies de la prostate et du col, etc.), ou si elle est due à une maladie de l'organisme, à une diathèse contre laquelle il est souvent difficile d'agir efficacement. Ces dernières espèces sont les plus sérieuses de toutes, puisque le traitement ne peut être que palliatif trop souvent, et que tôt ou tard on aura à lutter contre des complications compromettant la vie. De toutes ces affections, la diathèse lithique est la plus inquiétante.

Il résulte de recherches sur les cadavres que, de tous les malades succombant à la suite d'un catarrhe vésical, le plus grand nombre meurt victime de lésions profondes des reins. Il en est sans doute qui sont emportés par une péritonite, ou dont la mort s'explique suffisamment par la gangrène des parois vésicales ayant déterminé la perforation de ce réservoir; mais la plupart du temps, la phlegmasie se propageant par les uretères jusque dans les organes sécréteurs de l'urine, il se produit là des désordres qui, sans être par eux-mêmes toujours sérieux, enrayent la fonction importante à laquelle ceux-ci président et jettent le trouble dans toute l'économie. La mort suit de près cet accident.

Le catarrhe chronique plaçant déjà tout l'appareil urinaire dans une prédisposition fâcheuse à réaliser une lésion nouvelle, il y aura toujours à craindre une terminaison malheureuse, quand sur cet état chronique relativement grave viendra s'ajouter un état aigu, douloureux, fébrile.

Enfin, ajoutons que le catarrhe le plus simple, celui-là même qui est supporté avec beaucoup de résignation par l'organisme, et qui peut-être se perpétuerait ainsi selon toute apparence jusqu'à l'âge le plus avancé sans faire parler de lui, celui-là même, disons-nous, peut provoquer la formation d'un sédiment phosphatique dans les urines et devenir le point de départ de la gravelle, d'un calcul.

Traitement. — Quand on s'est bien pénétré de toutes les raisons qui engendrent et perpétuent le catarrhe de la vessie, et qu'on a fixé dans sa mémoire la série de désordres si variés qui en sont la conséquence, la première réflexion à laquelle on est conduit naturellement est que le traitement de cette affection ne saurait être unique et s'appliquer indistinctement à tous les malades. Sans vouloir donner à cette affection une importance plus grande qu'elle ne mérite (elle en a assez par elle-même), il est indiscutable qu'elle devient quelquefois très-grave, mortelle, et qu'on ne saurait donc, en conscience, lui opposer constamment et sans réflexion un même traitement par telle eau thermale ou par le goudron.

Le catarrhe de la vessie est une maladie essen-tiellement complexe, sinon en théorie, du moins en fait, ce qui nous oblige à conclure qu'à chaque cas particulier doit correspondre une médication parti-culière. C'est à cette seule condition que la guérison radicale et durable pourra être obtenue. Bien con-vaincu qu'il ne peut pas en être autrement, nous allons parcourir les divers traitements propres à cha-cune des espèces principales, et plus loin, quand nous aurons à nous occuper de quelques médications spéciales, nous nous attacherons à démontrer dans quelles circonstances elles sont plus spécialement indiquées.

Admettons d'abord l'existence d'un catarrhe aigu de la vessie déterminé par une cause qui a cessé d'être, alors qu'il n'y a plus qu'à s'occuper de la phlegmasie locale.

Si le sujet est dans la force de l'âge, sanguin, d'une bonne constitution, et si la réaction fébrile est énergique, il faut avoir recours aux antiphlogistiques : vingt-cinq à trente sangsues à l'hypogastre, ou mieux au périnée et autour de l'anus ; grand bain tiède d'une durée de deux à trois heures. A la sortie du bain, de larges cataplasmes émollients laudanisés et semi-liquides seront appliqués sur la région où étaient les sangsues tout à l'heure, de façon à faciliter l'hé-morrhagie capillaire, en tenant béantes les piqûres.

Épongez à l'eau tiède et détachez les caillots avant de placer un autre cataplasme. Si l'on soupçonne que le col est plus spécialement affecté, on devra réserver huit à dix sangsues pour les placer de préférence autour de la racine de la verge. Si les douleurs s'irradient vers les reins et font craindre un déplacement de la phlegmasie sur les organes sécréteurs de l'urine, trente sangsues seront appliquées à la région lombaire, ou bien quatre ventouses scarifiées, deux de chaque côté de la colonne vertébrale. En outre, on prescrira dans les premières vingt-quatre heures cinq à six demi-lavements émollients et laxatifs, pris à des intervalles égaux. Quant au régime : diète sévère, boissons abondantes tièdes, acidulées ou émollientes ; la limonade cuite, la décoction d'orge, la tisane de graine de lin, trouveront souvent leur indication dans cette espèce. Sauf quelques légères variations exigées par un incident quelconque, telle est la médication du premier jour.

La rétention d'urine exige l'emploi de la sonde ; cependant, prenant en considération la grande irritabilité de toutes les pièces de l'appareil urinaire et le danger d'aggraver la phlegmasie, quelles que soient les précautions prises, il est d'usage d'attendre les effets de la médication antiphlogistique et de n'avoir recours à cet instrument que lorsqu'il est bien démontré que le malade ne peut en aucune façon rendre spontanément le liquide urinaire.

Le lendemain et les jours suivants, il y aura à surveiller la marche locale de la phlegmasie et le retentissement qu'elle cause dans l'organisme ; on devra donc nécessairement modifier ou continuer la même médication selon les phénomènes observés. Très-souvent l'indication sera d'insister sur l'usage des bains généraux ou des bains de siége préparés à l'eau tiède seulement, ou avec du son, ou avec de la colle de Flandre, et sur les fomentations émollientes, en remplacement des cataplasmes. Si la douleur n'a pas été suffisamment diminuée par les émissions sanguines, s'il y a à craindre qu'elle entretienne la phlogose, l'opium sera indiqué, soit en pilules, soit sous forme de laudanum ajouté à la dose de dix gouttes dans un quart de lavement préparé avec de la décoction de guimauve. Cette médication sera prescrite deux fois dans la même journée. Afin de rendre l'absorption de l'opium plus facile, et afin de mieux connaître la dose absorbée il est nécessaire de prendre d'abord un lavement à l'eau tiède, et d'attendre que celui-ci soit rendu pour prendre le second.

Si le malade continue à ne pas uriner, trois fois par jour la sonde sera introduite pour vider la vessie, en ayant soin de se conformer à la règle qui veut qu'on donne le temps aux parois vésicales de se rétracter sur le liquide qui s'échappe. Nous n'ignorons pas que la sonde est souvent laissée à demeure par le chirurgien; mais c'est là une pratique dangereuse, puisqu'elle laisse au contact d'un organe enflammé un agent irritant qui doit nécessairement, par sa seule présence, entretenir la maladie contre laquelle on lutte. Cependant, s'il existait un obstacle difficile à vaincre, si l'introduction plusieurs fois répétée dans des conditions aussi laborieuses était plus préjudiciable au malade que le contact de la sonde à demeure, il faudrait la maintenir en place, en ayant soin de la laisser pénétrer seulement dans la vessie juste assez pour que le liquide s'écoule par les yeux de l'instrument.

Quand les indications de nouvelles émissions sanguines ne sont pas franchement établies, si par exemple la faiblesse du malade s'oppose à une nouvelle déperdition du liquide nourricier, et que cependant il soit indispensable encore de faire de la dérivation et de la révulsion, c'est aux épispastiques et aux irritants qu'il faudra donner la préférence. Dans cette première période de la maladie, alors que tout l'organisme ébranlé concourt encore au mouvement fluxionnaire, il y a à espérer quelque bénéfice des révulsifs, c'est-à-dire des agents placés loin du lieu en souffrance : les sinapismes aux extrémités inférieures, et mieux encore aux coudes, concourront à détourner le sang qui tend à se concentrer sur l'organe malade. Quant aux vésicatoires placés non loin du bassin, ils rendent de grands services, mais à la condition de ne pas être préparés avec des cantharides. Quand on connaît, d'une part les propriétés spéciales de ces insectes, et d'autre part l'insuffisance des médicaments réputés héroïques contre les désordres qu'ils provoquent dans la vessie, on demeure surpris, avec M. Civiale, que quelques praticiens en usent encore et obligent ainsi tous ceux qui écrivent sur cette matière à en réitérer l'observation. L'huile de croton et les vésicatoires ammoniacaux n'ayant pas cet inconvénient, seront surtout employés, s'il n'y a pas urgence à déterminer une grande irritation. Quand, au contraire, on fera de cette médication la base du traitement, la pommade stibiée[1] devra être préférée et appliquée à la partie supérieure et interne des cuisses, ou à l'hypogastre, ou à la région sacro-lombaire.

La diète, le repos absolu, seront rigoureusement exigés du malade. La boisson prescrite la veille sera continuée, à moins que les diurétiques légers ne paraissent devoir rendre de meilleurs services. Le petit-lait, par exemple, additionné d'un gramme de nitrate de potasse, répond assez bien à cette indica-

---

[1]. Cette pommade amène une éruption de gros boutons ayant quelque ressemblance avec ceux de la vaccine. Dès qu'ils sèchent entretenez l'irritation en appliquant la même pommade :

      30 grammes cérat ou saindoux ;
       5   —   tartre stibié.

tion nouvelle. Disons, en outre, que les tisanes seront changées, pour vaincre le dégoût qu'elles inspi-
rent aux malades. Et ici il y a d'autant plus de raison à consulter cette convenance, que les boissons
doivent être prises copieuses, afin de rendre l'urine
moins chargée en principes salins et moins irritante
au moment de son passage dans la vessie. Après
avoir donné les tisanes que nous avons indiquées,
si l'on pensait devoir changer encore, nous conseil-
lerions le lait d'amande léger, la décoction de graine
de lin édulcorée avec du sirop de fleurs d'oranger,
et même, si l'état du sujet ne le défendait pas, du
bouillon de veau très-léger.

Dans la supposition que nous venons de faire,
nous avons admis que la cause du catarrhe était
passée, qu'elle n'existait plus; occupons-nous maintenant des cas particuliers où le malade reste sous
l'influence de cette cause, et où nécessairement on
doit en tenir compte dans le traitement. Celle dont
le médecin aura le plus souvent à constater la présence est l'impression du froid humide ayant amené
une perturbation dans la fonction cutanée. En face
de ce fait et de tous ceux dont nous aurons à parler plus bas, la médication générale dont il vient
d'être question est encore en première ligne, mais
il y a de plus à compter avec cet élément nouveau.
Dans l'espèce, le devoir du médecin est de ramener
la peau à ses fonctions naturelles par tous les

moyens diaphorétiques dont nous disposons ; les boissons chaudes stimulantes seront donc ordonnées. Ce n'est pas que nous ayons une confiance illimitée dans les propriétés des substances qui servent généralement à la confection de ces sortes de tisanes, et si même nous devions dire ce que nous pensons exactement de leur valeur thérapeutique, peut-être inclinerions-nous, avec beaucoup de praticiens, à affirmer qu'elles n'agissent qu'en raison de la quantité d'eau absorbée et de la température de celle-ci. Mais c'est beaucoup encore, et puisque à ce double point de vue leur propriété diaphorétique n'est pas contestable, il faudra en user en abondance et à une température élevée. Pour rendre cette qualité plus manifeste, on ajoutera dans chaque tasse de liquide, au moment même où le malade se disposera à la prendre, dix gouttes environ d'esprit de Mindérérus ou d'eau de Luce. De plus, pour rompre le spasme de la peau, une potion sera prescrite, préparée avec un gramme d'éther et 30 grammes de sirop diacode dans 120 grammes d'infusion de tilleul ou de feuilles d'oranger : une cuillerée à bouche toutes les heures.

Ce n'est pas tout, il faudra encore exciter localement la partie du corps qui aura le plus souffert du froid humide, ou dont la fonction cutanée se trouvera dans les plus fâcheuses conditions. On pourra, par exemple, faire chauffer de la flanelle sur des vapeurs d'encens, et frictionner vigoureusement avec ce tissu telle région du corps sur laquelle on voudra plus spécialement réagir en forçant la transpiration. Si ce moyen n'est pas suffisant, un bain de vapeur sera prescrit, après lequel on couvrira cette même région avec une flanelle qui l'entourera plusieurs fois, en ayant soin d'envelopper le tout de taffetas ciré et de placer à côté un récipient contenant de l'eau chaude. Il faudra veiller encore à ce que le malade ait toujours les pieds chauds, ce qui sera facilement obtenu en les enveloppant d'une couche de ouate recouverte de taffetas ciré.

En signalant les causes qui amenaient le catarrhe de la vessie, nous avons dit que la suppression prompte et intempestive d'un flux auquel l'économie était habituée avait quelquefois cette fâcheuse conséquence. Le devoir du médecin consiste à le rappeler le plus tôt possible. S'il est question du sang des règles dont l'écoulement a cessé brusquement, il faudra placer des sinapismes à la partie interne et supérieure des cuisses, et appliquer deux sangsues sur les grandes lèvres. Pour boisson : tisane d'armoise ; si ce n'est pas suffisant, une injection vaginale sera pratiquée avec de l'eau tiède contenant quelques gouttes d'ammoniaque, et la malade prendra une ou deux pilules aloétiques.

La suppression du flux hémorrhoïdal réclame des fumigations, l'application de sangsues à l'anus et l'administration de quelques pilules d'Anderson, dans le but de congestionner le rectum et de ramener ainsi l'écoulement sanguin.

Si l'on soupçonne que la disparition d'une douleur rhumatismale à l'épaule, à la cuisse ou ailleurs, est cause de catarrhe aigu, ou seulement s'il y a coïncidence entre la suppression de l'une et l'existence de l'autre, il y aura obligation de rubéfier le point du corps précédemment atteint avec les agents irritants dont l'efficacité n'est pas douteuse, tels que l'huile de croton, l'emplâtre de thapsia. Dans cette circonstance, il faudra mettre à profit les conseils que nous avons donnés plus haut à propos des refroidissements, et exciter la transpiration cutanée par tous les moyens tant internes qu'externes.

C'est encore à l'aide des rubéfiants que l'on devra rappeler la goutte sur les extrémités, si, par suite d'une rétrocession assez commune dans cette affection, la vessie est atteinte d'une phlegmasie aiguë.

Enfin ces mêmes agents seront également utiles s'il s'agit de rappeler un exanthème à la peau, exanthème dont la disparition coïncide avec une irritation du réservoir urinaire.

Nous devons dire, en terminant, que si un exutoire avait été tari depuis peu, il serait rationnel de faire rentrer en part, dans la manifestation de la maladie, cette suppression d'un flux auquel l'économie était habituée, et qu'il y aurait à le faire revivre aussitôt.

Ne voulant pas revenir sur le catarrhe aigu, nous épuiserons le sujet en ajoutant quelques lignes sur cet état quand il vient se surajouter à un catarrhe chronique préexistant. Restant toujours dans la même voie, nous simplifierons la question en ne nous occupant d'abord que du fait dégagé de la cause provocatrice. Ici encore, les émissions sanguines seront indiquées, ainsi que le traitement antiphlogistique ; mais il y aura à tenir grand compte de la faiblesse constitutionnelle relative dans laquelle se trouvent la plupart des malades, à cause même de l'affection plus ou moins ancienne dont ils sont atteints, et pour ce motif on devra presque toujours en user avec modération. En thèse générale, les révulsifs et les dérivatifs occuperont une plus large place dans la médication ordonnée. Et même, en raison de l'habitude qui laisse craindre une plus longue durée de l'état aigu, à cause de cet état fluxionnaire à poste fixe qui fournit une alimentation plus riche et plus soutenue à la phlegmasie, il sera opportun d'avoir recours aussitôt aux irritants de premier ordre, à ceux dont l'effet est le plus persistant, tels que la pommade stibiée, par exemple. Dans certaines circonstances peut-être, le cautère sera indispensable : il a eu rendu de réels services, et ce serait un grand tort de s'en priver. Voici comment on procède : un carré de diachylon, percé d'une ouverture centrale grande comme une pièce de deux ou cinq francs, est collé à la partie supérieure de la cuisse; aussitôt après, on applique de la pâte de Vienne sur toute la portion de la peau qui apparaît à travers le trou. Demi-heure après, l'eschare ou mortification des tissus étant produite, il n'y a plus qu'à tout enlever. A ce moment on pratique des incisions dans cette eschare, et au centre de chacune d'elles on loge un pois à cautère. Cette façon de procéder permet ainsi d'entretenir une dérivation puissante non loin de l'organe affecté, et d'en restreindre progressivement l'action, dès que le malade est hors de danger, en diminuant le nombre des pois.

Cette médication énergique à l'aide de laquelle on contrarie l'afflux des mucosités vers la vessie n'est pas la seule possible: le séton, appliqué au périnée ou à l'hypogastre, amène par un procédé identique un résultat semblable.

Enfin, nous aurons souvent à user ici d'un dérivatif dont l'utilité dans les maladies des voies urinaires n'est plus à démontrer : nous voulons parler du purgatif. Pour qu'un agent de cette nature amène une amélioration, il est indispensable qu'il n'ait pas des propriétés irritantes capables d'entretenir la fluxion dans les organes du bassin, et de plus il devra être pris à dose fractionnée, de façon qu'il détermine seulement une ou deux selles semi-liquides tous les jours. L'huile de ricin préparée à froid a souvent la préférence, cependant nous recommandons aussi la crême de tartre soluble, qui joint à une action douce des qualités essentiellement rafraîchissantes. Ce médicament, presque agréable à prendre, est administré dans de l'eau sucrée à la dose de dix grammes environ. La magnésie anglaise est souvent employée avec raison. S'il y avait cependant des motifs pour éloigner ces divers agents de l'estomac, on devrait alors les remplacer par des lavements laxatifs ou légèrement excitants.

Nous avons laissé entendre que si le catarrhe vésical était revenu à l'état aigu, à la suite d'une cause existant encore au moment où on est appelé à donner des soins au malade, il y aurait naturellement à s'en préoccuper. Ces causes sont de plusieurs espèces : l'uréthrite, les maladies de la prostate et du col, certaines dégénérescences du réservoir urinaire, les rétrécissements du canal, les névralgies de toute cette partie de l'appareil urinaire, la gravelle et tout corps étranger existant dans la vessie ou engagé dans l'urèthre, et enfin, les lésions déterminées par l'action d'instruments piquants, tranchants ou contondants. Dans ce nombre, il en est qui, tout en réclamant des soins plus spéciaux en rapport avec le siége et l'étendue de l'altération, sont cependant d'une nature telle que le traitement antiphlogistique leur convient aussi bien qu'au catarrhe aigu luimême. Il n'y aura donc à s'en occuper que pour agir dans le sens qui sera le plus favorable à leur guérison, mais la médication devra être en principe ce qu'elle eût été sans cette complication : l'uréthrite, l'inflammation du col, les phlegmasies de la prostate, et enfin les lésions provenant de violences extérieures, font partie de ce groupe.

Dans un instant, et à propos du catarrhe chronique, nous reviendrons sur les autres causes. Faisons remarquer cependant que toutes, à peu près sans exception, nuisant à la libre sortie de l'urine, et cette rétention plus ou moins complète ayant pour conséquence d'entretenir et d'aggraver la maladie principale, il faudra veiller à l'expulsion de ce liquide.

CATARRHE CHRONIQUE. — En clinique, l'hypersécrétion de la muqueuse vésicale se présente presque toujours dans cet état, soit qu'elle ait pris naissance insensiblement, soit au contraire qu'elle résulte d'une phlegmasie aiguë.

Admettons, ainsi que nous l'avons déjà fait pour le catarrhe aigu, que la maladie soit franchement établie, qu'elle ait une existence individuelle qui lui permette de se perpétuer par la seule habitude, sans être soutenue ni par la cause qui l'a provoquée, ni par des désordres qu'elle a suscités à son tour dans les régions voisines, et demandons-nous quelle est la médication qui lui conviendra le mieux. Dans cette espèce, assez rare disons-le de suite, et qui n'existe que chez certains sujets dont l'organisation n'est pas assez riche pour se délivrer d'une maladie qui n'a plus sa raison d'être, il y a deux indications principales à remplir :

1° Déterger la muqueuse ; enlever les mucosités aussitôt formées, afin qu'elles n'entretiennent pas la maladie ;

2° Modifier la vitalité des tissus affectés.

Avant de pratiquer l'injection qui débarrassera la vessie des dépôts qui y sont retenus, il est utile de vider cet organe du liquide qu'il contient, à l'aide d'une sonde. Nous n'avons pas à donner des détails sur cette manœuvre opératoire, qui n'offre du reste aucune difficulté, puisque, dans notre supposition, le réservoir et ses annexes ne présentent aucun vice gênant la miction, et à plus forte raison s'opposant à la sortie de l'urine à travers l'instrument. La seule recommandation à faire est de procéder avec lenteur et ménagement dans ce premier temps de l'opération, de façon à ne pas blesser ou seulement irriter l'organe. Pour ce motif, il est nécessaire de ne pas introduire la sonde trop avant, et mieux, de s'arrêter dès que les yeux ont franchi le col. Cette pratique a même un avantage de plus, c'est d'amener au dehors la totalité du liquide urinaire.

Pendant longtemps, l'intervention chirurgicale s'arrêta là ; on se contentait de présenter aux mucosités un orifice béant et de retirer ainsi toutes celles qui s'engageaient dans la sonde, quand Chopart eut l'idée d'agir directement sur ces mucosités et de les délayer dans un courant d'eau. Depuis lors, tous les chirurgiens ont recours à ce procédé pour rendre plus facile l'issue de ces dépôts. L'opération est très-simple : à l'aide d'une seringue (*fig.* 27) dont la

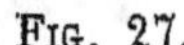

FIG. 27.

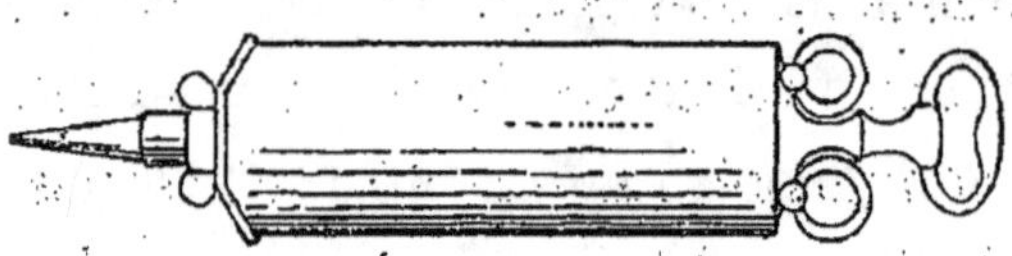

Seringue à anneaux, pour injections dans la vessie.

canule est engagée dans le pavillon de la sonde, on fait arriver au contact de la vessie une décoction de guimauve, de l'eau d'orge miellée ou toute autre préparation émolliente. Dès que le malade éprouve la nécessité de repousser le liquide et de le rendre, il faut s'arrêter afin d'éviter la surdistension du réservoir, retirer la seringue et donner champ libre au liquide, qui s'écoule aussitôt par la sonde. Le premier jour, il est bon de s'en tenir là et d'attendre au lendemain pour faire une seconde injection. Immédiatement après, le malade est placé dans un bain, pour diminuer l'irritation qu'aurait pu provoquer ce traitement, et en sortant de l'eau on lui fait administrer, toujours dans le même but, un lavement légèrement narcotique. Dès que le malade s'habituera à cette médication, les injections

seront faites deux fois par jour, et enfin plus tard
on le soumettra à une irrigation continue, pratiquée avec la sonde à double courant.

Ce premier temps de l'opération a une grande
importance, puisqu'en nettoyant la vessie, non-
seulement on délivre celle-ci d'un agent qui l'irrite
et entretient le mal, mais encore on la place dans
les conditions les plus favorables pour recevoir l'impression d'un traitement ultérieur toujours local,
serait-il administré par les voies digestives. Il est
bien évident, en effet, que si les agents administrés
par la bouche ou le rectum sont efficaces, c'est que,
après avoir parcouru le torrent circulatoire, ils aboutissent finalement dans le réservoir urinaire, et que
là ils agissent très-directement sur la muqueuse.
Cette explication suffira, nous le pensons, pour
donner la valeur exacte des lavages vésicaux, si
dédaignés pourtant par quelques praticiens.

Puisque nous avons abordé l'usage de la sonde,
continuons à indiquer tous les avantages que l'on
peut en attendre en l'employant maintenant à faire
parvenir certains principes médicamenteux sur les
tissus affectés. Il est des chirurgiens qui assurent
avoir retiré du simple usage de l'eau à une basse
température les modifications les plus heureuses
dans la vitalité des tissus : introduite d'abord à 15°
centigrades, elle fut employée plus tard à des degrés
inférieurs jusqu'à $+ 4°$. Le froid est certainement

un agent actif, et nous ne mettons pas en doute les succès obtenus avec ce seul élément, surtout quand le sujet était atteint d'un commencement de paralysie vésicale.

L'eau de goudron, beaucoup plus concentrée que celle que l'on boit, et préparée avec un litre d'eau bouillante jetée sur quatre à cinq cents grammes de cette poix liquide, constitue une très-bonne préparation dont l'action sur les muqueuses hypersécrétantes n'est pas contestable.

La *décoction de suie* a été presque abandonnée depuis qu'on lui a reconnu des propriétés irritantes que ne balançait aucun avantage particulier.

Nous faisons la même observation à propos de la *térébenthine*.

Quant au *copahu*, nous ne saurions partager l'incrédulité de quelques médecins qui le proscrivent rigoureusement, assurant qu'il ne donne lieu qu'à des insuccès, à cause même de l'irritation qu'il amène sur la muqueuse vésicale. Si cet agent a été employé ainsi que nous en avons vu la formule, c'est-à-dire mélangé seulement avec une égale quantité d'eau et sans aucune autre substance, ce résultat ne nous surprend pas, car c'est absolument comme s'il avait été employé pur, attendu qu'il ne se dissout pas dans l'eau, et que le globule résineux qui rencontre un point de la vessie est aussi pur et irritant, qu'il y ait de l'eau autour de lui ou qu'il n'y en ait pas. Toutes les fois qu'on fait usage du copahu en injections, il est indispensable de le battre avec un jaune d'œuf et d'ajouter l'eau après: à cette condition, on pourra utiliser cet agent et en retirer les plus grands avantages, ainsi que nous l'avons constaté nous-même. Du reste, si l'on pensait devoir se prémunir contre cette éventualité d'une irritation, il n'y aurait qu'à ajouter quelques grammes de laudanum et à formuler l'injection de la façon suivante :

Copahu..................... 50 grammes.
Un jaune d'œuf.
Laudanum de Sydenham.. 1 gramme.
Eau .... 200 grammes.

Le premier jour, le liquide sera laissé en contact avec la muqueuse vésicale pendant trois minutes environ, le lendemain pendant cinq minutes, et l'on ira ainsi progressivement, sans dépasser cependant un quart d'heure et en consultant toujours la susceptibilité de l'organe en souffrance. Administré ainsi, le copahu agit très-efficacement, sinon comme spécifique de la maladie, au moins comme agent perturbateur.

Le *vin rouge* du Midi (préféré sans doute à tout autre à cause de sa richesse en tannin) a été préconisé contre le catarrhe chronique de la vessie. Selon le degré d'irritabilité de l'organe, l'eau ajoutée entre dans la composition de l'injection pour un

quart, la moitié ou les deux tiers. Cette préparation, à notre avis, ne saurait convenir alors que la
maladie n'est pas encore en voie de guérison ; mais
plus tard, à l'époque de la convalescence, elle rend
des services en tonifiant la muqueuse. C'est donc
une bonne médication, à la condition toutefois de
savoir choisir le moment où elle est opportune.

Les *injections d'eau sulfureuse* de Cauterets, de
la Preste, des Eaux-Bonnes, sont également em-
ployées. Tout à l'heure nous reviendrons sur cette
question des eaux sulfureuses comparées aux eaux
alcalines.

Nous avons réservé pour le dernier topique la
cautérisation au nitrate d'argent, médication dont
l'apparition eut un certain retentissement. M. Lallemand, ainsi qu'il le raconte lui-même, avait toujours hésité à porter cet agent dans la vessie, quoique en théorie ce traitement lui parût être préférable à tous les autres, quand un malade se
présenta à lui avec une inflammation chronique du
col. Ayant jugé opportun de procéder à la cautérisation de cet organe, il introduisit le porte-caustique, et, au moment où celui-ci était ouvert, le
malade ayant fait un mouvement brusque, l'instrument fut conduit très-avant dans le réservoir urinaire. Pendant quelques jours, M. Lallemand fut
fort inquiet sur les suites de cet accident involon-
taire; mais bientôt après, le malade ayant guéri, il

acquit ainsi la certitude que la muqueuse vésicale supportait parfaitement l'action de la pierre infernale. Dès ce jour, il résolut de mettre à profit le résultat de son observation, et c'est alors qu'il commença à traiter le catarrhe par le contact du nitrate d'argent sur la muqueuse. Ceux qui l'ont imité depuis ont préféré se servir d'une solution de ce sel (5 centigrammes nitrate d'argent pour 120 grammes d'eau distillée). Quant à lui, voici comment il procédait : « Pour pratiquer cette opération, je me sers d'un porte-caustique du plus gros calibre possible, des n°s 9 ou 10 ; dans l'intérieur passe une tige portant à son extrémité une cuvette terminée par une boule olivaire et remplie de nitrate d'argent pulvérisé que j'ai fait fondre à la flamme de l'esprit de vin, afin qu'il se modèle exactement sur le récipient, et qu'adhérant ainsi à ses parois, on ne risque pas de le voir se détacher en masse pendant les manœuvres opératoires ; l'instrument ainsi préparé, j'introduis dans la vessie une sonde ordinaire afin de la vider aussi complètement que possible ; cette précaution est strictement nécessaire, car l'urine viendrait dissoudre le caustique et l'empêcherait de porter immédiatement sur les parois vésicales. L'urine écoulée et la sonde retirée, j'introduis aussitôt le porte-caustique dans lequel j'ai préalablement fait rentrer la cuvette ; dès que j'ai pénétré dans la vessie, je pousse le mandrin et fais tourner rapidement la sonde dans tous les sens, de manière à cautériser légèrement, mais dans le plus grand nombre de points possible ; quand j'ai jugé que la cautérisation est suffisante, c'est-à-dire après deux ou trois mouvements qui ne doivent durer que quelques secondes, je retire l'instrument, en ayant soin de faire rentrer le nitrate dans la sonde pour ne pas cautériser inutilement le canal.

» Pendant la cautérisation, la vessie se contracte sur elle-même ; elle s'applique exactement contre l'instrument, et les reins sécrètent une certaine quantité d'urine comme la glande lacrymale sécrète des larmes quand on cautérise la conjonctive. Mais cette petite quantité de liquide, loin d'être nuisible, comme on pourrait le croire au premier abord, est au contraire favorable en ce qu'elle sert de véhicule au nitrate d'argent, qui se répand ainsi plus uniformément sur tous les points de la vessie.

» Dans le plus grand nombre des cas, une seule cautérisation suffit pour amener la guérison du catarrhe. Cependant, lorsque la résolution n'est pas complètement opérée, on est obligé de recourir à une deuxième et même à une troisième application du caustique ; mais je n'ai pas eu encore besoin d'y revenir quatre fois. Si la maladie ne cédait pas à ces tentatives, il faudrait supposer que son siége n'est pas seulement dans la vessie, mais s'étend aussi aux uretères, à la muqueuse des bassinets ; et comme le nitrate d'argent ne peut agir sur des parties aussi éloignées, de nouveaux essais ne conduiraient probablement à aucun résultat[1]. »

Dans le principe, ainsi que nous l'avons dit, cette médication importante, que nous venons de présenter dans tous ses détails, en citant textuellement l'auteur, provoqua une certaine émotion dans le monde médical ; mais devant les succès franchement établis, il fallut bientôt se rendre à l'évidence, et la cautérisation par le nitrate d'argent rentra dans le domaine de la thérapeutique des organes urinaires. Depuis lors, des faits nombreux sont venus affirmer, aussi bien sur la muqueuse vésicale que sur la muqueuse oculaire ou laryngienne, combien cet agent était précieux pour obtenir par irritation substitutive la guérison d'affections rebelles à toute autre médication.

Les moyens directement topiques ne sont pas les seuls que le chirurgien ait à sa disposition pour modifier la muqueuse de la vessie et tarir l'hypersécrétion de ses follicules. Nous allons en énumérer d'autres dont l'action, en se joignant à ceux que nous venons d'indiquer, sera très-utile pour hâter la guérison et surtout pour la maintenir, mais sur lesquels nous ne ferions pas grand fonds s'ils devaient

[1] *Clinique médico-chirurgicale* du professeur Lallemand , pag. 87. Avril 1834.

être employés seuls. Le catarrhe de la vessie, au moins dans l'espèce qui nous occupe, est une maladie locale : c'est donc le traitement le plus directement local qui présente le plus de garantie pour un succès rapide.

Les médicaments internes ordinairement prescrits sont les *balsamiques*, et entre ceux-ci, l'eau de goudron.

Cette eau est souvent préparée en mettant à macérer pendant huit jours, dans un récipient, 500 à 1000 grammes de goudron et 10 à 15 litres d'eau que l'on agite de temps en temps à l'aide d'une spatule. L'eau que l'on retire pour boire est remplacée, séance tenante, par une égale quantité d'eau ordinaire. Sans doute, le sujet aura là, à peu de frais et sans beaucoup de soins, une tisane inépuisable ; mais nous pensons qu'à ce degré de concentration le remède est assez inoffensif, suffisant peut-être pour mettre à l'abri de la maladie, mais incapable de concourir efficacement à sa guérison. Il y aura donc tout avantage à lui préférer l'une des préparations de cette substance que l'on trouve dans les pharmacies, et qui permettent de graduer à volonté l'énergie du remède, selon qu'on le prend à la dose de une ou plusieurs cuillerées à café dans un litre d'eau.

Le *copahu*, l'*essence de térébenthine* et les divers sucs végétaux dits *térébenthine de Venise, de Bor-*

deaux, de Strasbourg, de Chio, les *baumes de Tolu,
de la Mecque,* tous remèdes connus sous le nom générique de *balsamiques,* sont souvent utilisés pour combattre le catarrhe chronique de la vessie. Leur réputation est même fort ancienne, puisque déjà, du temps d'Hippocrate, quelques-uns de ceux-ci étaient exclusivement employés contre toutes les affections des muqueuses caractérisées par une hypersécrétion des fluides ; et depuis lors ils n'ont cessé d'être appliqués sans réserve contre ces maladies. L'analyse clinique ayant permis aujourd'hui d'en définir exactement l'utilité, ils ne sont plus employés que dans les cas très-simples, alors que l'hypersécrétion ne reconnaît pas d'autre cause qu'une sub-irritation des glandes de la muqueuse. Ramenés ainsi à leur juste valeur thérapeutique, appliqués seulement dans les circonstances que nous signalons, ils rendront toujours des services à ceux qui sauront les associer à d'autres agents. L'écueil qu'il faut éviter quand on use de cette médication spéciale est le retour à l'état aigu de la phlegmasie. Cette considération est d'une si haute importance, que les détracteurs de ces diverses substances ont pu dire, avec un semblant de raison, que les balsamiques avaient plus souvent développé le catarrhe de la vessie qu'ils ne l'avaient guéri. Ces exagérations de langage ne prouvent rien, sinon que cette médication a une action réelle qui, bien conduite, terrassera le

mal avec plus de certitude qu'un vulgaire remède
anodin avec lequel on ne risque pas de faire du mal,
mais qui n'a jamais rien guéri. C'est justement en
donnant un coup de fouet à cet état morbide, en le
réveillant de sa torpeur, que ces agents sont précieux. N'est-ce pas ainsi, du reste, que le médecin
agit presque toujours dans les maladies chroniques?
Ne faut-il pas d'abord faire prendre corps à l'affection, attendre l'instant où, tenant le milieu entre
l'acuité et la chronicité, elle se laisse juguler plus
facilement? Et, si spontanément ce fait tarde à venir, n'est-ce pas raisonner sainement et dans l'intérêt du malade, que de le développer par des moyens
artificiels?

Depuis que les malades atteints de catarrhe de
la vessie fréquentent les *stations thermales*, plusieurs auteurs ont appelé l'attention du monde médical sur un assez grand nombre de sources de composition différente et jouissant néanmoins de la propriété de guérir cette affection. Il n'est pas douteux
que toutes les observations publiées soient exactes,
et que réellement la guérison ait suivi de près l'administration de ces eaux minérales ; mais, voulant
expliquer le fait à ceux qui seraient tentés de croire
au moins à une méprise, nous dirons que c'est bien
la preuve que le catarrhe de la vessie est souvent
sous la dépendance de causes de nature différente,
et que, celles-ci étant combattues par les moyens

qui leur sont le mieux appropriés, l'affection qui en était la conséquence disparaît à son tour presque aussitôt dans la pluralité des cas. Nous reviendrons dans un instant sur ces diverses causes ; occupons-nous d'abord du catarrhe, vivant pour ainsi dire de sa vie propre et n'étant entretenu que par un état général plus ou moins appauvri.

Dans cette espèce, le choix ne peut être douteux : c'est aux *eaux sulfureuses* qu'il faut demander la guérison. Depuis Galien, Dioscoride, Pline, les médecins les plus illustres de tous les temps et de toutes les Écoles ont affirmé que la médication sulfureuse était la mieux appropriée pour combattre les hypersécrétions des muqueuses ; et nous ne pensons pas qu'aucun fait ait pu infirmer ce résultat de l'expérience des siècles. Peu importe que la muqueuse atteinte soit celle du larynx, des bronches, de l'utérus ou de la vessie : quand l'une de ces membranes est atteinte d'hypersécrétion morbide résultant d'une simple phlegmasie des follicules, quand la maladie est devenue franchement chronique, qu'elle se perpétue par apathie locale et générale, les eaux sulfureuses, entre toutes les eaux minérales, sont les plus capables de réveiller cette affection, de la juguler après, et de la tarir ensuite. Aussi ne sommes-nous pas surpris que l'auteur le plus compétent et l'un des plus justement estimés ait résumé loyalement ses convictions en disant :

« Il n'est pas facile d'obtenir à Vichy, d'après mon expérience personnelle, une guérison proprement dite du catarrhe vésical ! » (Durand-Fardel). Quant à nous, nous adhérons sans réserve aux lignes suivantes du professeur Anglada[2] : « Les bons effets de nos *eaux alcalino-sulfureuses* dans le traitement de certaines affections ou maladies des voies urinaires, sont attestés par des observations aussi familières que concluantes, à tel point qu'on serait tenté de leur attribuer une sorte de spécificité d'organe, dirigeant plus particulièrement l'impression sur ceux de cette région. Au nombre des maladies de ce genre, qui sont manifestement accessibles à cette influence curative ou palliative, figurent surtout les *catarrhes chroniques de la vessie.* »

L'efficacité de ces eaux s'explique très-bien par la présence du soufre, qui agit directement sur l'élément catarrhe, et par la présence d'un alcalin qui abat la phlegmasie concomitante. *Cauterets* (sources faiblement sulfurées : Rieumizet, Petit Saint-Sauveur) ; *Luchon* (sources douces : Bordeu, Ferras, Bosquet, la Blanche) ; *Saint-Sauveur*, *Molitg*, *la Preste, Olette, Ax, Saint-Honoré*, sont des eaux sulfureuses sodiques, qui ont rendu de très-grands services. Nous joindrons à celles-ci les eaux sulfu-

---

[1] *Traité thérapeutique des eaux minérales*, pag. 655.
[2] *Traité des eaux minérales*, tom. II, pag. 481.

reuses calciques d'*Enghien*, *Cauvalat*, *Allevard*, *Gréoulx* et les eaux sulfuro-bitumineuses de la source de Lavalette, à *Euzet*.

Nous avons signalé, comme indications principales à remplir, la nécessité de déterger la muqueuse et de modifier la vitalité des tissus affectés. Comme indications secondaires, il nous reste à parler des dérivatifs, dont l'usage est d'un très-grand secours; et enfin nous devons rechercher encore s'il n'y aurait pas quelque utilité à se préoccuper de l'état général du sujet, dont la faiblesse entre certainement en part dans la continuité de l'affection de la vessie.

De tous les *dérivatifs*, les meilleurs dans cette circonstance sont ceux dont l'effet est susceptible de durer longtemps; car il ne faut pas perdre de vue que la maladie est ancienne, qu'elle ne provoque aucune réaction dans l'économie, et en retour ne subit que très-difficilement l'influence des agents qu'on lui oppose. Les cautères ou les moxas seront donc à peu près les seuls dérivatifs à employer, si l'on ne veut pas perdre son temps à médicamenter le malade en pure perte. Nous avons déjà parlé des cautères, nous n'y reviendrons pas. Le moxa est un petit cylindre préparé avec une matière combustible que l'on dépose sur un point du corps, et après lequel on met le feu. Cette invention, d'origine chinoise ou japonaise, et que les

Portugais nous ont rapportée de l'extrême Orient,
est restée longtemps encore ignorée des médecins
européens, quoique ses avantages soient précieux
par la perturbation heureuse qu'elle provoque dans
le lieu voisin du point où on l'applique. De nos jours
et chez nous, on tasse dans un doigt de gant en
toile mesurant un centimètre de diamètre à la base
et un centimètre et demi de hauteur, une certaine
quantité de coton cardé contenant du nitrate de potasse. La petite masse reposant par l'une de ses
bases sur le point du corps à brûler, on met le feu
à l'autre extrémité. Pour, préserver les régions voisines de l'impression de la chaleur, on place autour
des compresses trempées dans l'eau. A mesure que
par la combustion le moxa diminue de hauteur, le
malade éprouve une sensation de brûlure qui va
toujours en augmentant jusqu'à ce que la ouate ait
été entièrement consumée. A ce moment, la peau
apparaît avec une teinte charbonnée, entourée d'une
aréole rouge, et il n'y a plus qu'à recouvrir la brûlure de compresses d'eau fraîche ou d'un linge cé-
raté. Dans le catarrhe de la vessie, c'est au bas des
reins, sur les masses charnues situées des deux
côtés de la colonne vertébrale, que le moxa doit
être appliqué (l'un à droite, l'autre à gauche). Lallé-
mand avait une très-grande confiance dans cette
médication, qu'il employait surtout chez les sujets
scrofuleux.

Il est bien rare que lorsque la maladie se perpétue en dehors d'une cause très-directement efficiente, elle ne soit dominée, sinon par la scrofule, au moins par un tempérament lymphatique plus ou moins prononcé. Aussi est-il presque toujours de règle de soumettre le plus tôt possible le malade à une médication tonique et à un régime fortifiant. Le *quinquina*, le *fer*, les *amers* et toutes les autres préparations reconnues susceptibles de transformer l'économie, trouveront leur emploi ; et c'est en soumettant de bonne heure le sujet à ces agents reconstituants, que la médication topique que nous avons conseillée sera plus rapidement efficace, et que, le catarrhe guéri, on sera plus certain d'avoir mis le malade à l'abri d'une rechute.

Il nous reste très-peu à dire sur le traitement du catarrhe de la vessie dominé par un état pathologique quelconque, sinon que cet état particulier doit être l'objet des principales préoccupations du médecin, puisqu'il est bien démontré que, tant qu'il persistera, le catarrhe existera toujours en germe, sinon en fait. Cette réserve a pour but de faire tenir en garde contre les intermittences si communes de cette affection, temps d'arrêt qui ont surtout le triste privilége de laisser croire à l'efficacité des moyens anodins que l'on emploie, et qui font perdre ainsi un temps précieux au malade. Sans compter encore que, l'habitude une fois établie, le mal devient plus tard difficile à guérir, même en lui opposant les moyens les plus énergiques et les plus méthodiques à la fois.

Si le catarrhe est dû à un vice herpétique, il y aura à formuler le traitement nécessaire pour guérir cette maladie, en s'attachant surtout aux moyens internes, à ceux qui détruisent la diathèse. Quand le moment sera venu d'envoyer le malade à une station thermale, il faudra lui indiquer comment il doit prendre l'eau: en bains, en boisson ou en douches; et l'avertir que si la médication, aidée ou non de circonstances particulières, ramenait le catarrhe à l'état sub-aigu, il y aurait nécessité d'en suspendre l'usage et de se soumettre à un traitement antiphlogistique. Si cet instant d'agir est mis à profit avec intelligence, la guérison radicale et définitive peut en résulter; dans le cas contraire, le malade est exposé à perdre entièrement le bénéfice de l'usage des eaux, et même à rentrer chez lui avec un catarrhe plus accentué et plus rebelle que jamais.

Il est des médecins qui assurent que la réaction locale ne contre-indique pas l'usage des eaux, que celles-ci ne doivent être supendues que lorsqu'il y a réaction générale. Il n'y a pas évidemment à suspendre le traitement aux premières manifestations légères d'une surexcitation locale; nous pensons même avec ces auteurs que celles-ci sont un signe non équivoque de l'efficacité du traitement et qu'elles favorisent la guérison ; mais il ne faut pas perdre de vue qu'il est des sujets dont l'organisme ne réagit que très-difficilement, et si chez ceux-ci on attendait que la phlegmasie viscérale déterminât de la fièvre pour arrêter le traitement balnéaire, on s'exposerait certainement à des mécomptes. Le travail que nous publions ne nous permet pas d'entrer dans des détails plus spéciaux se rattachant à chaque espèce : ce serait indirectement aborder les maladies de la peau, et notre cadre s'y oppose.

Il n'y a pas seulement que la diathèse herpétique, nous l'avons dit en commençant, qui puisse entretenir, sinon amener par elle-même le catarrhe de la vessie ; nous avons encore à tenir compte de la diathèse rhumatismale et de la diathèse goutteuse. La première, agissant sur les parois musculaires de la vessie, entraîne après elle une fluxion sur la muqueuse, qui ne guérira certainement que lorsqu'on sera maître du rhumatisme. Quant à la seconde, elle a une solidarité telle avec les organes urinaires vers lesquels elle se dirige spontanément pour se juger, que la coïncidence des deux affections est presque un fait vulgaire. Ici encore, pour ne pas nous écarter de notre sujet principal, nous devons dire seulement que la guérison de l'une ou de l'autre de ces deux diathèses constitue l'indication majeure du traitement, et que la guérison radicale du catarrhe ne pourra être obtenue qu'après avoir jugulé la maladie principale qui la tient sous sa dépendance. Cependant il est toujours possible, sinon entièrement, au moins en partie, de détourner le mouvement fluxionnaire par des dérivatifs. Il y a obligation même de recourir à cette méthode toutes les fois que la maladie locale prend une certaine importance et menace de devenir l'affection dangereuse.

Mentionnons en passant un état des voies digestives qui favorise singulièrement la durée du catarrhe, ainsi que la remarque en a été faite par tous les médecins : quand les digestions sont paresseuses, imparfaites, peu importe l'affection qui en est la cause : les troubles survenus dans l'équilibre des forces nutritives entraînent après eux des éléments anormaux dans l'urine qui irritent les organes par où elle passe et y entretiennent la maladie existante, quelle qu'elle soit. Quand l'affection de l'estomac sera de celles qui nécessitent l'usage des eaux alcalines, évidemment le catarrhe pourra guérir après une station à Vichy, à Vals ou dans tout autre therme de même nature, s'il n'est pas entretenu par une autre cause.

Toutes les maladies dont nous venons de nous occuper à la hâte, et qui ont certainement une action dans l'apparition du mal ou dans sa continuité, n'ont pas, et de beaucoup, la même imporfance clinique que celles que nous avons réservées pour les dernières. Les maladies locales, affirmons-le ici une dernière fois, les lésions des organes voisins de la véssie ou de la vessie elle-même, sont presque toujours, dans la pratique, celles qui contrarient le plus la guérison de la maladie après avoir provoqué son existence. C'est donc sur ce groupe d'affections locales que l'attention du médecin devra se porter de préférence.

En thèse générale, tout ce qui nuit mécaniquement au libre passage de l'urine est une cause de catarrhe.

Que ce soit un calcul, un gravier ou tout autre corps étranger; que ce soit un rétrécissement de l'urèthre dû à une contracture simple, nerveuse, ou à une coarctation de tissus indurés, ou à la proéminence d'un organe voisin: tout ce qui a pour conséquence fatale et dernière de maintenir l'urine dans la vessie au-delà d'un certain temps, temps après lequel ce liquide devient irritant pour la membrane qu'il baigne, est une cause d'hypersécrétion des follicules de la muqueuse vésicale. C'est un fait acquis à la science, il ressort clairement de la pratique aussi bien que de la théorie, qui aurait pu l'établir en principe avant même de l'avoir constaté: l'urine qui séjourne dans le réservoir devient ammoniacale et irrite la muqueuse; la muqueuse irritée traduit sa souffrance par une hypersécrétion de mucus, mucus qui devient à son tour un agent irritant et concourt à augmenter l'hypersécrétion des follicules: cela ne peut pas ne pas être.

Il faudra donc interroger attentivement les organes urinaires et rétablir l'intégrité de la miction. A la liste que nous avons donnée des causes provocatrices du séjour prolongé de l'urine, nous devons ajouter l'affaiblissement de la contractilité des parois vésicales ; comme avec l'âge cette paresse est un fait assez ordinaire, il y aura urgence à s'en inquiéter. Ici les irrigations d'eau froide sont fort utiles, et souvent elles ont suffi pour amener à la fois et la guérison du catarrhe et sa cause provocatrice.

Hygiène. — Quand le malade a été guéri de l'affection de la vessie, il reste encore à lui donner quelques conseils.

Il n'est pas douteux qu'ils doivent être en rapport avec la cause du mal, et qu'en cela ils subiront des modifications d'un sujet à l'autre. Ainsi, par exemple, si le rétrécissement du canal de l'urèthre a été le point de départ de cette affection, il y aura à recommander au malade de veiller à ce que cet obstacle au cours de l'urine ne reparaisse pas, et de se faire sonder ou de se sonder lui-même dès que la miction sera difficile ; si la maladie est due à un état scrofuleux, évidemment cette diathèse sera l'objet

de toute l'attention du malade, et il faudra continuer avec soin, et pendant des années, la médication la plus capable de ramener l'organisme à ses
conditions normales.

Mais indépendamment de ces conseils spéciaux,
il en est de plus généraux et qui s'appliquent pour
ainsi dire à tous les sujets.

Le premier de tous est de protéger la peau contre
les variations atmosphériques, et à cet effet de se soumettre à l'usage de la flanelle sur tout le corps, de
prendre de temps en temps quelques bains sulfureux,
ou mieux encore de faire de l'hydrothérapie.

Les voies digestives devront être surveillées avec
soin : éviter les excès de table, non-seulement à
cause du passage dans l'urine de certains matériaux
absorbés, mais aussi afin d'être à l'abri des sabur-
res et de tous les troubles des fonctions digestives
qui non-seulement ont de l'écho dans tout l'organisme et vont en dernière analyse irriter très-directement la vessie, mais qui se traduisent encore par
de la diarrhée et de la constipation, entretenant la
phlogose autour du réservoir urinaire.

De loin en loin, le malade devra, comme moyen
prophylactique, faire usage de l'eau de goudron.

Enfin, la plus vulgaire prudence doit obliger le
sujet à se tenir sur une certaine réserve relativement au coït.

Quant aux exercices du corps, autant ils sont

utiles quand ils sont modérés, autant ils ont des conséquences fâcheuses quand on les pousse à l'extrême. L'équitation est très-préjudiciable à tous ceux qui ont été affectés d'une maladie de la vessie ; nous en dirons autant des longs voyages en chemin de fer.

GRAVELLE.

Affection lithique ou calculeuse.

Quand une maladie se manifeste sous forme de sables, de gravelle, de plaques terreuses, d'un calcul ou d'une pierre, peu importe le point de l'économie sur lequel se produit le phénomène : la désignation reste la même, et l'on dit que le malade est atteint d'une *affection calculeuse* ou *lithique*.

Si cette affection devait nous occuper d'une façon générale, nous aurions à l'étudier dans le foie et ses organes annexes, dans les bronches, dans l'utérus, dans les glandes lacrymales, les glandes salivaires, les amygdales, la prostate, dans les organes digestifs, dans les articulations, partout enfin où elle peut siéger ; mais notre sujet est plus restreint, nous ne devons en parler qu'autant qu'elle se réalise dans un des organes de l'appareil urinaire. C'est là seulement que nous aurons à l'étudier dans ses diverses manifestations, et surtout quand elle prend la forme de graviers. Cependant, à propos de la pathogénie, nous serons amené à aborder quelques considérations d'un ordre un peu plus élevé, et à rechercher quelle est la cause ou plutôt quelles sont les causes de l'affection calculeuse en général. Disons encore, afin de bien fixer les idées dès maintenant, que le résultat dernier importe peu pour l'appréciation de la nature du mal : que ce soit du sable, un gravier, un calcul, le point de départ ne joue qu'un faible rôle, s'il est vrai qu'il en joue un, dans le volume de la concrétion. Et le sujet qui rend du sable ou de la gravelle est calculeux au même titre que celui qui a une pierre dans la vessie, puisque la plupart du temps la concrétion première ne prend de l'accroissement qu'en raison de circonstances locales qui la retiennent dans une des portions de l'appareil urinaire.

Il y a dans cette maladie, qu'on nous pardonne l'expression, un « corps du délit », un objet que l'on voit, que l'on touche ; c'est par cet examen tout matériel que nous commencerons l'étude de l'affection calculeuse et plus spécialement de la gravelle.

Constitution physique et chimique des produits lithiques.

Sables. — On désigne sous ce nom la poussière plus ou moins fine qui existe toute formée dans l'urine de quelques malades au moment où ceux-ci rendent ce liquide. Cette désignation reste la même quand cette poussière revêt la forme de petits grains ou paillettes.

La coloration de ce produit est très-variable. Tantôt rougeâtre ou fauve, et c'est le cas le plus ordinaire, il ressemble alors à de la brique pilée ; tantôt, au contraire, il est blanc, teinté de noir dans des proportions très-différentes, depuis le gris le plus léger jusqu'au noir le plus franc.

Dans un instant nous parlerons de la composition chimique des sables, qui du reste est identique à celle des graviers et des calculs.

Gravelle. Graviers. — Si la concrétion ne dépasse pas le volume d'une tête d'épingle, elle est indiquée sous le nom de « gravelle », et on réserve celui de « gravier » pour les produits d'une dimension supérieure ; mais faut-il encore que l'expulsion spontanée reste possible. Au-delà de cette limite, si le dépôt urinaire ne peut plus franchir l'urèthre à cause de son développement, il prend le nom de « calcul ».

Tout ce qui a trait à la gravelle s'appliquant également aux graviers, il nous arrivera souvent de confondre ces deux expressions.

Quand on se livre à un examen comparatif des diverses productions de cette nature, on ne tarde pas à s'apercevoir qu'en général, plus la concrétion est développée, moins la coloration est vive.

Terme moyen : la gravelle est d'un rouge fauve, c'est-à-dire jaunâtre, ou bien grise, avec les variantes que nous avons signalées à propos des sables. Il est très-commun de trouver des nuances différentes selon la couche sur laquelle porte l'observation, et presque toujours alors les couches sont d'autant plus foncées qu'elles se rapprochent du centre. Ainsi, par exemple, on est souvent appelé à examiner des graviers dont la surface est grise, tandis que le noyau est jaune.

La forme extérieure est plus ou moins arrondie, mais elle s'en éloigne quelquefois au point de donner lieu à un gravier dix fois plus étendu dans un sens que dans l'autre. C'est dire qu'il n'est pas de forme impossible, même la plus bizarre et la moins attendue. On cite, par exemple, des graviers en forme d'étoile ou de croissant, d'autres hérissés de fortes saillies.

Quant à l'aspect extérieur, il varie du poli le plus parfait jusqu'à la forme étrange que nous venons de signaler en dernier lieu, et où les aspérités sont exagérées jusqu'à figurer des pointes.

Le degré de résistance est également très-variable : tel calcul, par exemple, est pulvérisé sous la simple pression des doigts, tandis que pour intéresser celui-là il faut user de la scie ou du marteau.

La section nette du gravier en deux parties à peu

près égales est une opération indispensable pour
s'assurer du mode d'agglomération des divers matériaux qui le composent. Cet examen étant fort
utile, il faudra s'assurer s'il y a formation de couches successives comme sur un tronc d'arbre scié
en deux, ou bien si la concrétion résulte d'un simple
assemblage de granulations pétries ensemble. Enfin,
nous devons être prévenus que ces deux modes de
disposition existent quelquefois sur un seul et même
gravier.

Quoique nous passions très-rapidement sur ces
considérations physiques, elles sont néanmoins
d'une très-grande utilité au lit du malade, et, ainsi
que nous aurons à le dire, elles constituent quelquefois par elles-mêmes des signes suffisants pour établir à la fois et le pronostic et le traitement de
l'affection calculeuse.

A la rigueur, les corps que nous étudions ne sont
que des manifestations, à l'état concret, de principes
qui existent dissous dans l'urine saine ; seulement,
ici, l'urine des malades contenant ces éléments
dans des proportions relatives ou absolues différentes, il en résulte nécessairement des réactions
et des précipités. Et ce qui le prouve, c'est l'analyse chimique des diverses concrétions fournies par
l'affection calculeuse dont nous donnons le relevé,
et qui n'est, après tout, que l'analyse chimique des
divers sédiments de l'urine normale.

Produits cristallins.

Acide urique.	Xanthine.
Urate d'ammoniaque.	Carbonate de chaux.
Urate de potasse, de soude.	Oxalate de chaux.
Urate de chaux.	Phosphate de chaux.
Urate de magnésie.	Phosphate ammoniaco-magné-
Cystine.	sien.

Produits organisés.

Mucus, Épithélium, Sang......, Urostéalithe.

Pour compléter cette liste, il faut ajouter quelques produits accidentels et qui n'existent jamais que dans des proportions infinitésimales : tels sont l'acide silicique, l'alumine, la fibrine, l'oxalate d'ammoniaque, le chlorhydrate d'ammoniaque, le benzoate d'ammoniaque, l'oxyde de fer, le phosphate de fer, l'urée, le mica...

Avant d'aller plus loin, nous devons avertir que, dans les recherches expérimentales dont il va être question, nous avons dû nous enquérir des travaux les plus récents sur cette matière, et choisir entre tous les procédés ceux qui étaient les plus simples, les plus rapides et les plus probants. En les vulgarisant, nous sommes certain d'avance d'être agréable aux chimistes distingués dont nous avons mis à profit les découvertes. Nous recommandons à ceux qui auraient intérêt à connaître le dernier mot de la science sur ce sujet intéressant, de consulter surtout l'ouvrage de MM. Neubauer et Vogel, dans l'excellente traduction qui nous est donnée par le docteur Gautier[1].

1er Groupe.

La première opération à faire, quand on veut connaître la composition chimique d'une concrétion calculeuse, est de la laver pour la dégager de tout ce qui s'est attaché à elle et n'en fait pas partie, puis de la scier en deux pour s'assurer s'il existe plusieurs couches de nature différente, ou si la masse, au contraire, est d'une seule et même composition chimique. Cela fait, on chauffe sur une lame de platine l'un des petits fragments à expérimenter.

S'il est consumé entièrement ou s'il se réduit dans de très-fortes proportions, on peut déjà affirmer qu'il était constitué par l'un des éléments suivants :

Acide urique ;

Urate d'ammoniaque ;

Xanthine ;

Cystine ;

Produits organisés ;

Urostéalithe.

Il reste maintenant, en procédant par voie d'expérimentation successive, à définir quel est celui de ces corps ou quels sont ces corps qui le composaient.

[1] *De l'urine et des sédiments urinaires.* Paris, 1870.

ACIDE URIQUE.

Pour aller à la recherche de cet acide, il faut placer sur une plaque de verre un petit fragment pulvérisé du corps à essayer, et laisser tomber dessus une goutte d'acide azotique. Puis on chauffe de façon à amener la dissolution ; à ce moment, il y a dégagement de gaz. Évaporez au bain-marie.

Le résidu ainsi obtenu a une coloration rougeâtre.

On prend ensuite une baguette de verre mouillée d'ammoniaque et, l'approchant de ce résidu, on souffle sur celui-ci les vapeurs qui se dégagent de la baguette ; aussitôt la substance prend une coloration rouge. Il suffit d'une goutte de lessive de potasse caustique pour que cette couleur passe au bleu pourpre.

Afin de rendre l'expérience décisive, prenez un autre fragment et soumettez-le à l'action de l'eau bouillante. Si à cette température élevée la concrétion ne se dissout que fort peu, on peut affirmer qu'elle est constituée par de l'acide urique.

Cet acide a été découvert par Schéele, en 1776. Dès le principe, il fut appelé *acide lithique*, parce qu'on croyait alors qu'il formait la base de tous les calculs urinaires. La partie blanche des excréments des oiseaux est constituée par ce corps. Dans l'urine humaine refroidie, on le trouve souvent sous la forme d'un dépôt pulvérulent de couleur rose pâle ou rouge brun, adhérant aux parois du vase.

Il résulte des expériences faites par Smith et Bigelow, que dans la moitié des calculs urinaires il y a de l'acide urique, soit pur, soit combiné. Les productions d'acide urique sont donc très-communes. Ce corps peut à lui seul former un calcul, mais le plus souvent il se trouve mêlé à des quantités de soude, de potasse ou de phosphate de chaux.

Cet acide se trouve, chez les malades, à l'état de sable, de gravelle, de calcul.

La coloration en est généralement jaune se rapprochant du rouge, surtout à l'état de sable; cependant il est quelquefois blanc ou gris et présente, quand on le brise, des points brillants.

L'aspect extérieur de la concrétion est presque

Fig. 28.

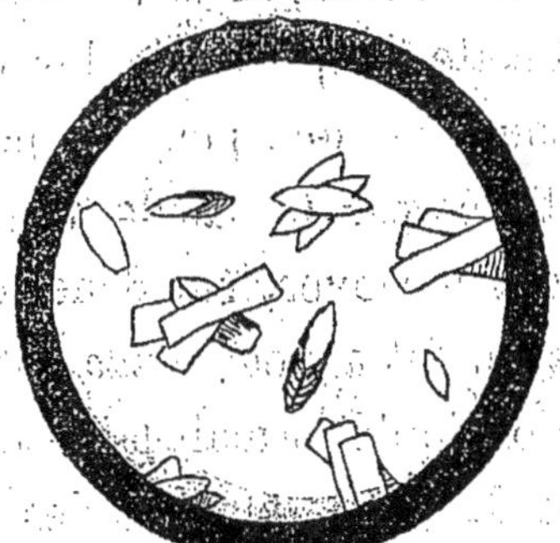

Cristaux d'acide urique.

toujours lisse. Sa force de cohésion est relativement grande.

Au microscope, les cristaux qui constituent l'acide urique se présentent sous l'aspect indiqué dans la figure 28.

URATE D'AMMONIAQUE.

L'expérience pour découvrir l'acide urique est en tout applicable à la recherche de l'urate d'ammoniaque. La seule différence commence quand on soumet le second échantillon à l'action de l'eau bouillante. Ici, la concrétion se laisse fortement entamer par la chaleur; la dissolution sans doute n'est pas complète, mais elle est beaucoup plus appréciable que dans le cas précédent.

On ne retrouve pas dans la concrétion d'urate d'ammoniaque le fond rouge de l'acide urique. La

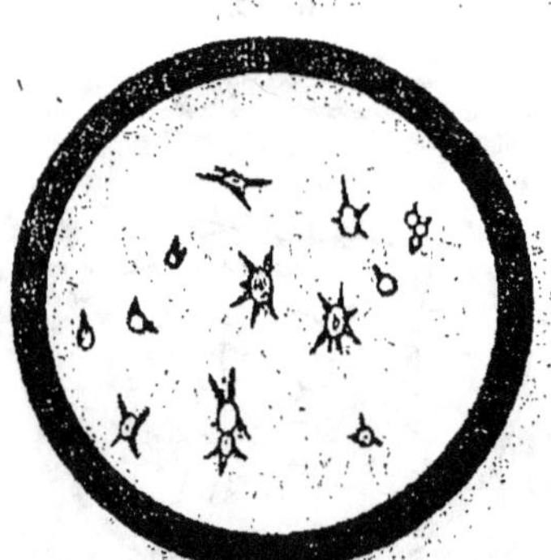

Fig. 29.

Cristaux d'urate d'ammoniaque.

coloration est plus claire et reste jaunâtre ou blanche, le plus souvent gris cendré.

La consistance de ce sel n'est pas aussi forte que celle de l'acide urique.

De tous les urates, celui-ci est le plus commun. Il existe dans la moitié des productions lithiques, mais presque jamais seul.

XANTHINE.

La recherche de la xanthine se fait encore par le même procédé. Au moment où l'on ajoute la goutte d'acide azotique, et dès qu'on soumet le tout à l'action de la chaleur, on remarque d'abord qu'il n'y a pas de dégagement gazeux.

Le résidu obtenu est jaune vif, couleur paille.

Enfin, les vapeurs ammoniacales ne donnent pas à celui-ci la couleur pourpre. Quant à la lessive de

Fig. 30.

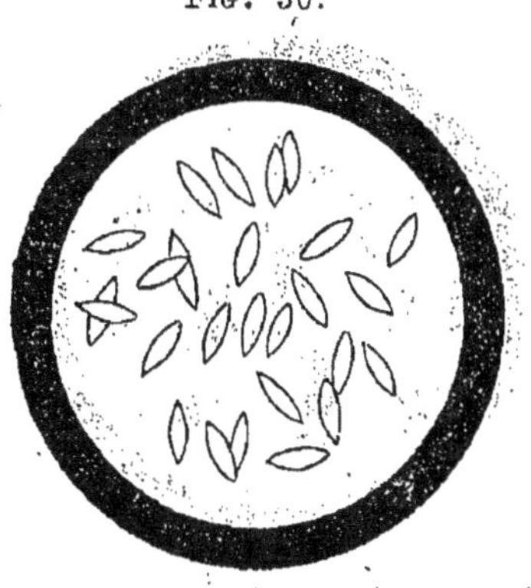

Cristaux de xanthine.

potasse caustique, elle le colore en orange foncé, coloration qui passe au rouge violet foncé par l'action du feu.

La xanthine est un produit très-rare; cependant Langenbeck a opéré un malade portant un calcul du volume d'un œuf de pigeon, formé tout entier par cet élément.

Sa coloration ordinaire est brun chocolat, foncé ou clair. Résistance assez grande.

Généralement la concrétion est formée de couches superposées et concentriques qui se séparent assez facilement les unes des autres.

CYSTINE.

La cystine se dissout dans l'acide chlorhydrique. Cette dissolution, étant abandonnée à une évaporation lente, donne lieu à des cristaux ayant la forme d'aiguilles divergentes. Mettant à profit cette circonstance, que la cystine contient beaucoup de soufre, Liebig conseille de la dissoudre dans de la lessive de potasse et d'ajouter après un peu d'acétate de plomb. Cette liqueur étant soumise à l'ébullition, il en résulte un précipité de sulfure de plomb qui donne à la masse une coloration noire.

Ce corps a été découvert par Wollastone, en 1810.

Excessivement rare. D'une texture granulée, friable. Généralement rugueux à sa surface et susceptible d'un très-grand développement,

Coloration : jaune citron un peu transparent et brillant. A l'intérieur, on voit les cristaux réfléchir la lumière.

FIG. 31.

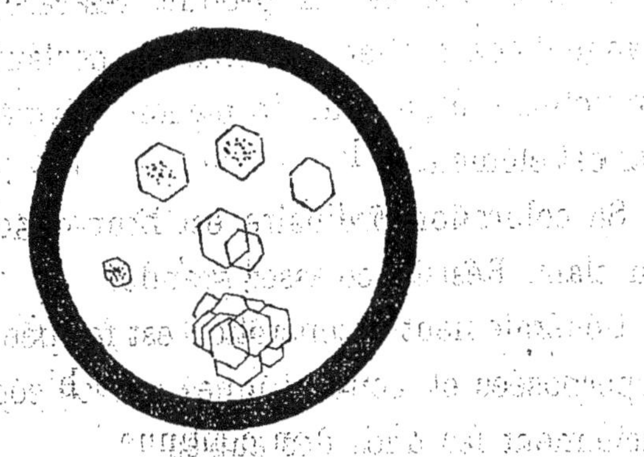

Cristaux de cystine.

PRODUITS ORGANISÉS.

Ces substances se dissolvent dans la lessive de potasse et sont précipitées de cette dissolution par un acide.

L'acide azotique bouillant les dissout.

Sous l'influence de l'acide acétique, elles se gon-flent.

Soumises à l'action du feu, elles répandent l'odeur de la plume brûlée.

Insolubles dans l'eau, l'éther et l'alcool.

Le microscope ne fait découvrir aucune trace de cristallisation.

Ces substances ne se trouvent que très-rarement dans les concrétions lithiques.

UROSTÉALITHE.

Les concrétions formées par cette substance sont noires ou brunes, molles, élastiques à la façon du caoutchouc.

En les séchant lentement, elles diminuent de volume et deviennent alors dures et fragiles.

La chaleur les ramollit et les fond.

L'éther dissout l'urostéalithe. En évaporant cette dissolution sur le feu, il se forme bientôt un résidu qui devient violet si on continue à le chauffer.

2e Groupe.

Si la concrétion, au lieu d'être consumée entièrement ou d'être réduite dans de très-fortes proportions par la chaleur, est entièrement incombustible, ou bien encore laisse un résidu considérable, on peut affirmer qu'elle est constituée par une ou plusieurs des substances suivantes :

Urate de potasse, urate de soude ;

Urate de chaux, urate de magnésie ;

Phosphate ammoniaco-magnésien ;

Oxalate de chaux ;

Phosphate de chaux ;

Carbonate de chaux.

Il reste à déterminer lequel de ces corps entre dans la composition du produit urinaire.

URATE DE POTASSE OU DE SOUDE.

Après avoir réduit en poudre un fragment, faites-le bouillir dans de l'eau distillée, et filtrez le liquide tandis qu'il est encore bouillant : l'acide urique restera sur le filtre.

Le liquide passé au filtre contenant les urates, c'est celui-ci que vous devrez évaporer ; après quoi vous chaufferez au rouge le résidu de cette évaporation.

Si ce résidu colore en brun un morceau de papier humide encore d'une solution de curcuma, vous devrez en conclure que la poudre essayée contient de la potasse ou de la soude. Pour en être plus sûr encore, brûlez au chalumeau une partie de ce résidu : vous le verrez communiquer à la flamme une coloration jaune.

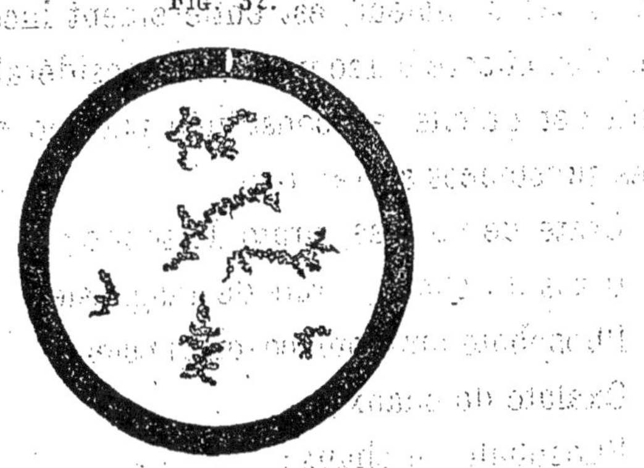

Fig. 32.

Cristaux d'urate de soude.

Ce n'est que dans des circonstances exceptionnelles que l'un de ces sels constitue à lui seul la concrétion urinaire; le plus souvent on les trouve l'un et l'autre associés au phosphate de chaux.

URATE DE CHAUX OU DE MAGNÉSIE.

Reprenez l'expérience précédente. Le liquide étant filtré et évaporé, chauffez le résidu, mais beaucoup moins que dans le dernier cas, afin que la chaux et la magnésie restent à l'état de carbonates. A ce moment, dissolvez-le dans un acide étendu d'eau.

Si à cette dissolution vous ajoutez de l'ammoniaque et du phosphate de soude, il se formera un précipité de phosphate de chaux et de phosphate ammoniaco-magnésien, que nous allons apprendre à connaître.

PHOSPHATE AMMONIACO-MAGNÉSIEN.
PHOSPHATE DE CHAUX.

Si nous réunissons ces deux substances, c'est qu'elles existent presque toujours ensemble dans la même concrétion.

Soumises à l'action du feu, elles subissent une liquéfaction qui les fait ressembler à de l'émail. Le résidu obtenu par la calcination n'est pas alcalin, circonstance qui empêche de confondre ces concrétions urinaires avec celles d'oxalate ou de carbonate de chaux.

L'acide chlorhydrique dissout sans effervescence
la poudre calcinée. Si ce liquide est traité par l'ammoniaque, la matière calcinée reparaît sous forme
d'un précipité.

Fig. 33.

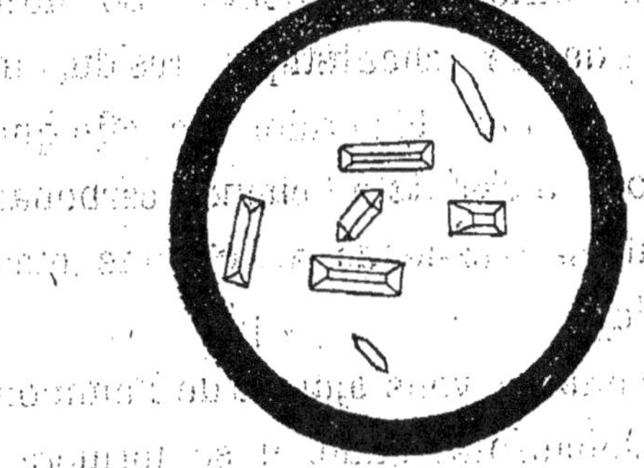

Cristaux de phosphate ammoniaco-magnésien.

Ces substances sont généralement d'une coloration
blanche, et souvent d'un volume assez grand. Si le
phosphate ammoniaco-magnésien domine, le calcul
est poreux, friable; si c'est l'autre sel au contraire
qui le constitue en plus grande partie, il est alors
plus résistant. Dans une même concrétion, on trouve
souvent associés à ces substances de l'oxalate de
chaux et de l'acide urique.

OXALATE DE CHAUX.

Les matières organiques que contient ce sel sont
cause qu'il noircit quand on le soumet à une haute
température. Si la calcination est poussée jusqu'à ce
que toute la matière organique ait été anéantie, il

prend une coloration blanche. En continuant à chauffer encore le fragment, il se convertira en chaux caustique. Ce dernier corps a la propriété de colorer en brun le papier jauni par du curcuma.

L'oxalate de chaux se dissout *sans effervescence* dans l'acide chlorhydrique; au contraire, l'eau bouillante et la lessive de potasse caustique ne l'attaquent pas.

Les concrétions d'oxalate de chaux, quand elles sont petites, sont généralement lisses et pâles; mais si elles sont développées, elles sont plus montées en couleur, rugueuses et affectent extérieurement la forme mamelonnée de la mûre: de là le nom de *calculs mûraux* qu'on leur donne en médecine.

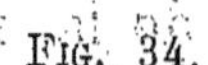

Fig. 34.

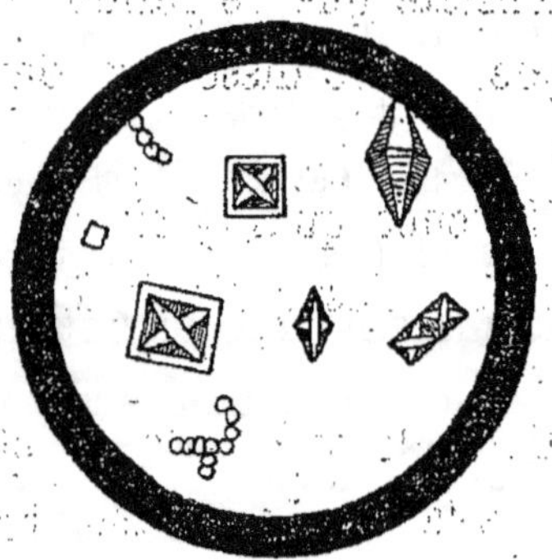

Cristaux d'oxalate de chaux.

Ce sel entre assez souvent dans la composition des productions lithiques, surtout chez l'enfant; mais il est presque toujours associé à l'acide urique, à l'urate d'ammoniaque ou au carbonate de chaux.

L'urine normale ne contient que de très-faibles quantités d'acide oxalique combiné; cependant il devient très-facile de le constater après l'ingestion des carbonates alcalins, des vins mousseux et de certains aliments végétaux, tels que l'oseille et les pois chiches. La rhubarbe et les lichens rendent également l'urine chargée d'oxalate de chaux.

CARBONATE DE CHAUX.

Afin de s'assurer de la présence de ce sel, il faut conduire l'expérience absolument comme dans le cas précédent. Après avoir calciné le fragment jusqu'à destruction complète de la matière organique, et après avoir constaté que le résidu blanc est de la chaux caustique, on le dissoudra dans de l'acide chlorhydrique.

La seule différence qu'il y ait entre ce corps et l'oxalate de chaux, c'est qu'ici la dissolution a lieu *avec effervescence*.

Les concrétions de carbonate de chaux ressemblent assez à de la terre crayeuse. Elles sont très-rares et n'existent presque jamais à l'état isolé.

Les considérations qui précèdent étant suffisantes pour donner une idée des matières lithiques et pour asseoir le diagnostic chimique, nous abandonnons ce sujet pour nous occuper plus spécialement de l'affection calculeuse au point de vue médical.

Pathogénie. — L'affection calculeuse est-elle sous la dépendance d'un état général de l'économie tout entière, qui, selon une disposition particulière de tel ou de tel organe, la fait se réaliser ici plutôt que là ou ailleurs ; ou bien, au contraire, est-elle simplement la manifestation morbide d'un organe ou d'un appareil en souffrance ?

Cette question de doctrine est très-sérieuse, puisque, selon le point de départ, selon le point de vue où l'on se place, la conclusion thérapeutique qui en découle est toute différente. Il n'est pas difficile de prévoir en effet que, si l'on accepte l'idée d'une diathèse calculeuse, c'est-à-dire une modalité pathologique de tout l'organisme, inexplicable par les lois régissant la matière et cause génératrice et unique de tous les calculs quels qu'ils soient, il y aura à chercher un spécifique, et, en attendant de l'avoir trouvé, la médication devra consister à modifier l'organisme dans sa totalité, de façon à amener une perturbation favorable à la guérison de la diathèse. Et au contraire, si l'on ne voit dans la manifestation calculeuse que le résultat d'un mal local, il n'y aura plus à s'inquiéter que de l'état pathologique, cause de tout, limité à tel ou tel organe.

Nous avons déjà affirmé notre sentiment : pour

nous, l'affection calculeuse est, de sa nature, fort complexe et ne reconnaît pas chez tous les sujets une même cause. Sans doute, il serait désirable qu'il en fût autrement, la question serait beaucoup plus simple ; mais les faits qui plaident contre l'unité pathogénique sont là, il faut savoir s'incliner devant eux.

Nous admettons quatre ordres de causes :

La diathèse calculeuse ;

Toute maladie locale de l'appareil urinaire ;

Certains troubles dans la nutrition et dans la décomposition de nos tissus ;

Quelques maladies générales, parfaitement définies, qui, retentissant dans tous les organes, apportent accidentellement des troubles dans la nutrition et la décomposition de nos tissus, ou bien encore déterminent une lésion dans l'appareil urinaire.

1° Nous serons très-bref sur la *diathèse calculeuse*. Ce que l'on peut affirmer cependant, c'est qu'elle existe, et qu'on en trouve la preuve dans quelques faits isolés et rares, mais incontestables, de transmission par hérédité. En conséquence, nous l'admettons, mais nous ne la croyons pas aussi commune qu'ont bien voulu le dire les auteurs anciens.

2° Quand un organe est en souffrance, peu importe du reste que l'altération vienne d'une cause générale ou locale : ses produits de sécrétion sont dénaturés. Ceci est de la médecine élémentaire, c'est l'histoire du simple coryza aussi bien que des lésions les plus graves survenues dans les organes les plus importants, et il serait au moins étrange qu'il en fût autrement dans l'appareil urinaire. Quand l'un des organes qui composent cet appareil est atteint d'une maladie, l'urine doit nécessairement être plus ou moins modifiée, ce qui ne veut pas dire que cette modification sera toujours identique à elle-même et aboutira à un gravier ; mais, ce dernier fait se réalisant, il n'y aura pas lieu d'en être surpris. Et si, le fait accompli, une médication dirigée dans le sens qu'implique cette manière de voir met le malade à l'abri de nouvelles atteintes, il faudra bien en conclure que la théorie n'était pas mal fondée. Les faits démontrant la justesse de cette observation sont si nombreux, et l'expérience clinique de tous les jours est tant en faveur de cette idée si simple, qu'il y aurait plus que de la mauvaise grâce à ne pas vouloir l'accepter.

3° Les physiologistes, se basant sur ce fait que les reins n'étaient que des appareils de distillation retirant du sang tous les matériaux de l'urine, et que le sang à son tour puisait à diverses sources ces éléments urinaires, ont eu l'idée de remonter aussi haut que possible pour trouver la raison dernière de la formation des calculs. Grâce à eux, nous avons des connaissances sur l'urée, l'acide urique et les autres principes du liquide urinaire, qui nous sont d'un grand secours, et nous pouvons affirmer que les troubles survenus dans la métamorphose de la matière animale jouent quelquefois un rôle dans l'affection lithique. Pour cette raison, nous plaçons ces altérations au nombre de celles qui entrent en part dans la réalisation du mal.

4° Si nous faisons un groupe à part de l'affection calculeuse chez le rhumatisant et le goutteux, c'est pour obéir à une règle fort utile au lit du malade, et qui consiste à établir des catégories (à la condition toutefois de savoir généraliser après); mais hâtons-nous de dire que chez ces malades l'affection calculeuse est identique, absolument identique à ce qu'elle est chez les autres sujets. Et, en effet, si le rhumatisant est quelquefois graveleux, c'est que la diathèse dont il est atteint se porte sur l'appareil urinaire et affecte les organes qui le composent. Le liquide qui les traverse subissant ainsi des modifications qui sont la conséquence de cet état pathologique, il y a formation d'un dépôt, point de départ d'une concrétion. Si le fait se réalise aussi chez le malade atteint de la goutte [1], c'est que cette diathèse a une tendance à se juger par un mouvement fluxionnaire vers le rein et ses annexes; que, ce mouvement fluxionnaire se reproduisant à chaque nouvel accès,

____

[1] « J'ai la gravelle, et tu as la goutte : nous avons épousé les deux sœurs. » *Lettres* d'ÉRASME.

il finit par y avoir là une cause à peu près permanente d'irritation.

En résumé, faisant abstraction des cas exceptionnels où le calcul se rattache à une diathèse, nous concluons en disant que l'affection calculeuse est généralement l'expression morbide d'une lésion survenue, soit dans les organes qui fournissent les principaux éléments de l'urine, soit dans les organes qui conduisent ce liquide excrémentitiel depuis les reins jusqu'au méat urinaire.

Nous nous séparons donc autant de l'École vitaliste ne voulant voir dans les manifestations calculeuses que la conséquence d'un état primordial des forces de l'organisme, que de l'École physico-chimique espérant trouver un jour la raison ultime de tous les calculs dans les vicissitudes subies par les métamorphoses des tissus. Nous acceptons comme vrais et irréfutables les principes qu'elles affirment; mais, outre que nous ne partageons pas leur exclusivisme, nous faisons entrer en part, dans la production de la maladie, les lésions de l'appareil urinaire, qu'elles négligent l'une et l'autre. Et conséquemment, pour en finir, nous dirons que, dût-on trouver le spécifique qui détruira dans l'organisme le germe du mal, ou les formules propres à rétablir dans un équilibre parfait les divers éléments de l'urine, et ce liquide, dans les deux hypothèses, arrivât-il parfaitement sain dans les conduits rénaux, il se produirait encore des calculs, comme il se produit, par exemple, de la chassie sur les bords libres des paupières, en dehors de tout état scrofuleux et sous la seule influence d'un mal local. Et puis enfin, quand on sait que pour développer avec certitude un calcul il suffit d'introduire dans la vessie un corps étranger, si petit qu'il soit; quand les plus vulgaires notions de la médecine font un devoir de croire qu'une goutte de sang transvasé, un peu de mucus épaissi, peuvent à la rigueur jouer ce rôle de corps étranger, nous estimons que la question est jugée, et jugée souverainement.

Dans l'état actuel de la science, la composition du gravier ou du calcul éclaire-t-elle la pathogénie de la maladie ?

Rigoureusement, la science expérimentale n'a pas encore résolu ce problème; mais nous avons par devers nous des faits cliniques qui nous autorisent à formuler les quelques conclusions suivantes :

Les sables, les graviers, les calculs composés d'*acide urique* et d'*urates*, annoncent généralement l'existence d'une phlegmasie superficielle des reins et un vice constitutionnel de la métamorphose animale en vertu duquel les principes azotés subissent des modifications anormales, soit à leur arrivée dans les tissus, soit à leur départ. Quel est le fait qui se montre le premier ? Peuvent-ils, s'ils existent l'un sans l'autre, avoir les mêmes conséquences? Enfin, s'il faut le concours des deux, quel est celui qui le plus souvent tient l'autre sous sa dépendance? Que la lésion générale amène la phlegmasie des reins, c'est probable ; mais que cette dernière provoque l'autre, c'est au moins invraisemblable en théorie. Quoi qu'il en soit, tous les médecins, malgré leur divergence d'opinions sur certaines particularités de ces problèmes, s'accordent à reconnaître la nécessité de veiller dans le traitement à ces deux états pathologiques.

Il est reconnu que l'acide urique constitue, la plupart du temps, ces dépôts accidentels du liquide urinaire survenus à la suite de troubles de la digestion dus à des excès de table ou à des exercices violents arrivant après une forte contention d'esprit et des travaux intellectuels, ou bien encore constatés à la suite d'une profonde émotion morale.

Quant aux concrétions de nature *phosphatique*, leur origine n'est nullement douteuse. Sans prétendre affirmer que la règle ne supporte pas d'exceptions, il est permis néanmoins d'assurer que presque toujours ces dépôts annoncent une véritable phlegmasie de la vessie, ou des uretères, ou des reins. Il reste après à déterminer quel est le point de départ de cette inflammation, si elle ne viendrait pas, par exemple, d'un rétrécissement, d'une lésion de la prostate ou du col, ou d'une affection spasmodique du canal de l'urèthre.

Nous n'avons que très-peu à dire des concrétions

d'*oxalate de chaux*. Ce sel, nous le savons, est directement fourni par l'alimentation. A quelle circonstance doit-il d'être précipité au lieu d'être rejeté dissous dans l'urine? On croit que le phénomène se rattache plutôt à une disposition générale de l'économie qu'à un fait local.

Nous nous en tiendrons là. Si nous nous taisons sur la *cystine* et les autres éléments rencontrés accidentellement dans les dépôts urinaires, c'est que, après examen de l'état local et de l'organisme tout entier, on ne trouve rien de spécial, rien qui donne la raison dernière du choix qui a présidé aux divers éléments dont se composent le gravier ou le calcul.

Passons à une autre question :

Pourquoi, la même cause étant admise, sur trois malades différents, celui-ci rend-il du sable, celui-là du gravier, et pourquoi le troisième est-il porteur d'un calcul?

L'opinion généralement accréditée est que, dans le premier cas, l'élément chimique ou vital qui agrége les molécules fait défaut ; aussi se hâte-t-on d'ajouter que le malade est dans les conditions les moins mauvaises pour réaliser un calcul.

Quant à la gravelle, elle est la manifestation franche de l'affection lithique. Ici, rien ne manque, seulement les organes urinaires sont dans un état tel qu'ils réagissent aussitôt contre le corps étranger ; et comme le col de la vessie est dilatable, comme le canal de l'urèthre est parfaitement libre, le gravier est chassé avant d'avoir acquis un plus grand volume, ce qui nous amène déjà à conclure que, terme moyen, l'affection lithique existant, celle-ci se manifestera de préférence sous forme de sable ou de gravelle si le sujet est dans toute sa vigueur et jouit de la plénitude de ses fonctions organiques urinaires.

Il n'en est pas de même chez le calculeux : soit paresse de la vessie, soit lésion sur un point quelconque des organes urinaires, soit formation rapide de nouvelles couches, le gravier est resté en place, s'est converti en un centre d'attraction autour duquel se sont déposés de nouveaux matériaux, et finalement est devenu un calcul ou une pierre.

Sauf la réserve faite à propos du sable, réserve qui souffre assez d'exceptions, il est certain que ces divers états n'impliquent pas une nature différente de la maladie, puisqu'on peut les trouver réunis chez un même sujet. Ainsi, par exemple, il n'est pas rare de rencontrer dans une vessie une pierre et des calculs de diverses grosseurs, et en même temps d'avoir sous les yeux des graviers et du sable rendus par le même malade. Ces faits, pour si exceptionnels qu'ils soient, établissent néanmoins que toutes ces productions sont de même nature quant à leur origine, et que la variété dans le volume de la concrétion tient seulement à des considérations pathologiques locales et du moment. Il n'y a rien

d'étonnant, en effet, que pendant une crise inflammatoire ou seulement nerveuse du canal, tel gravier
ait été retenu dans la vessie assez longtemps pour
que, son volume augmentant dans cet intervalle, sa
sortie spontanée devienne plus tard impossible, et
que, cette crise étant passée, de nouveaux graviers
continuent à se produire et soient rendus aisément.
Nous savons bien que plusieurs auteurs ont écrit que
la pierre excluait la gravelle; mais cette façon de
s'exprimer n'est pas absolument juste : ce qu'il y a
de vrai seulement dans cette affirmation, c'est que,
la matière lithique ayant une tendance à se rapprocher de sa congénère et à la grossir, au lieu de faire
corps à part, le plus souvent la gravelle cesse de se
montrer dès qu'un calcul se forme ; mais il suffit
d'un incident pour contrarier cette affinité, et alors
le malade continue à rendre de la gravelle. Et
encore faut-il savoir que si la gravelle est urique,
arrive toute formée des reins, peu importe alors
qu'il y ait un calcul dans la vessie : le gravier reste
à l'état isolé, et ce n'est qu'exceptionnellement
qu'il vient se coller après la grosse concrétion. Et le
fait général et le fait accidentel sont confirmés par
l'examen clinique : chez tel malade, le calcul, scié en
deux, révèle la présence de plusieurs noyaux; chez
tel autre, la vessie contient à la fois un certain nombre de calculs et un plus grand nombre de graviers.
Ce que nous tenons à établir avant tout, ce qu'il

est très-important de savoir, c'est que sable, gravelle, calcul, pierre, sont, à ne considérer que la cause initiale, des productions lithiques au même titre, et qu'il devient très-dangereux, au lit du malade, d'en faire autant d'affections différentes. Cette conclusion majeure justifiera ce que nous dirons plus tard à propos du pronostic, et rendra raison des conseils sévères que nous formulerons à propos du traitement.

Quand on consulte les diverses statistiques publiées par les chirurgiens qui se sont plus spécialement occupés de cette matière, il résulte que des deux périodes extrêmes de la vie, l'enfance et la vieillesse, sont plus exposées à cette affection. Sans doute, on relève au compte de la première des chiffres plus élevés; mais comme il y a un nombre moins grand de vieillards, ceux-ci restent, en dernière analyse, les plus exposés à la maladie qui nous occupe. Ce résultat trouve sa raison d'être dans la théorie des faits physiologiques et morbides. Il est certain qu'à un âge avancé l'homme s'éloigne de l'état de santé parfaite, et que sous l'influence de la moindre des causes il se produit des troubles dans la nutrition, qui ont pour conséquence directe d'altérer les produits de la métamorphose organique. A cet âge encore, le corps s'assimile difficilement un excès de substance nutritive, et, ne sachant plus élaborer au delà de ses besoins, ces substances restent dans le sang et quelques instants après viennent dénaturer

le liquide urinaire. A ces considérations il faut joindre la paresse naturelle de la vessie, qui, retenant l'u-
rine trop longtemps, la rend au moins irritante, cause
de troubles fonctionnels ultérieurs qui aboutissent à
un dépôt. Nous savons encore que le développement
exagéré de la prostate, qui déprime et dévie le canal,
se joint au défaut de contractilité du réservoir urinaire pour amener ce résultat. Enfin, si nous faisions
entrer en ligne la série d'altérations organiques des
conduits urinaires auxquelles on est si souvent exposé à cette période de la vie, nous ne serions plus
étonné de l'affirmation de tous les chirurgiens qui
ont dressé des statistiques à ce sujet.

Nous devons ajouter que la maladie est plus fré-
quente chez le vieillard riche, et qu'au contraire c'est
l'enfant pauvre qui en est le plus souvent atteint. La
première de ces observations vient à l'appui de ce
que nous avons dit : le vieillard fortuné, faisant des
excès de table, stimulant son appétit par des moyens
artificiels, introduit dans le corps une trop grande
somme d'éléments nutritifs que l'organisme refuse,
et qui vont jeter le trouble dans l'appareil urinaire.
Chez l'enfant, il suffit, pour se rendre compte de ce
résultat malheureux, de réfléchir qu'à cette période
de la vie une grande quantité de sels terreux, indispensables à la formation des os, sont élaborés dans
l'économie, et que, déviés de leur route par un
lymphatisme exagéré ou par la scrofule, ils doivent

nécessairement se porter vers les organes urinaires, où ils produisent aisément des concrétions.

Enfin, nous devons nous demander pourquoi aux deux limites de l'existence humaine nous observons plutôt des calculs que des graviers. La raison est parfaitement connue : chez l'enfant, la courbure brusque de la première portion du canal, la sensibilité grande du col et des organes voisins, sont cause que le gravier a une tendance naturelle à rester logé dans la vessie, où il deviendra fatalement un calcul par l'addition de nouvelles couches. Chez le vieillard, le développement de la prostate et toutes les considérations que nous venons de faire valoir sur l'état de la vessie et du canal de l'urèthre, justifient également cette transformation du gravier en calcul.

Le sexe a-t-il une influence sur la production de l'affection lithique ?

On peut ne pas être du même avis sur la raison qui fait que la femme est moins exposée que l'homme à cette affection, mais le fait existe. La plupart des chirurgiens invoquent le peu de longueur de l'urèthre, sa direction rectiligne et la facilité avec laquelle ce canal se prête à la dilatation. Nous reconnaissons que cette organisation anatomique facilite la sortie des graviers, et en conséquence diminue les chances de la formation d'un calcul ; nous sommes prêt à reconnaître encore que les lésions de l'urèthre et du col, et les altérations de la miction, étant moins

communes chez la femme, il y aura moins souvent
maladie des reins par irritation communiquée de
proche en proche ou par voie de retentissement;
enfin, il n'est pas douteux que l'absence de glande
prostate ne soit un élément de moins dans les causes de la gravelle. Et cependant, toutes ces raisons
réunies ne nous paraissent pas suffisantes pour justi-
fier la différence constatée entre les deux sexes, par
la raison que nous avons reconnu une cause générale prenant son origine dans les dernières mailles
de nos tissus, et que celle-ci ne saurait être modifiée en rien par quelques détails anatomiques de
l'appareil urinaire. Pour nous, nous ne serions pas
éloigné de croire qu'il serait logique de faire intervenir dans la question l'utérus, dont le rôle est si
important dans la vie hygide et pathologique de la
femme. C'est vers ce centre, en effet, que nous
voyons converger la plupart des affections, pour de là
rayonner dans tous les sens, après avoir emprunté
à ce viscère un cachet spécial; c'est là que viennent
aboutir toutes les impressions, même celles de l'ordre
moral, et nous nous demandons si pareille organisation ne doit pas avoir pour conséquence de dénaturer dans ses effets une même cause morbide, de
convertir en une maladie utérine ce qui, chez un
homme, serait devenu la goutte ou la gravelle. En
admettant que ce point de vue ne fût pas entièrement acceptable, il n'en resterait pas moins vrai,

rigoureusement, que l'utérus est un puissant dérivatif pour les organes voisins, et qu'il doit, à ce titre, les protéger contre les influences morbides.

Quant aux climats, on a remarqué que sous les tropiques et dans les pays assez voisins des pôles, le nombre des calculeux était relativement moindre que dans les zones tempérées. Une autre observation qui a été faite encore, c'est que dans les lieux bas et humides, et surtout voisins des marécages, la proportion allait grandissant. La raison dernière de ces constatations reste inexpliquée.

Nous aurions voulu ajouter quelques réflexions touchant l'influence que peuvent avoir l'âge, le sexe et le climat sur le caractère chimique de la concrétion, mais jusqu'à aujourd'hui les relevés publiés sur cette matière sont contradictoires; cependant il semblerait résulter que chez l'enfant les graviers d'oxalate de chaux seraient plus fréquents. Nous pensons que jusqu'à démonstration du contraire il vaut mieux admettre qu'il n'existe aucune prédilection spéciale autre que celles que nous avons indiquées, et qu'à tout âge, quel que soit le sexe, et surtout sous toutes les latitudes, l'affection calculeuse peut présenter toutes les variétés chimiques.

Ce chapitre ne serait pas complet si nous ne signalions une cause particulière de concrétions développées dans l'appareil urinaire, qui ne se rattache en rien, il est vrai, à l'affection générale en tant que maladie de l'économie tout entière, mais qui toutefois, indépendamment de sa résultante , a quelque ressemblance avec le groupe de concrétions que nous avons plus spécialement indiquées comme engendrées par une lésion locale. Nous voulons parler des couches successives qui se déposent sur tout corps étranger introduit dans la vessie, soit par accident, soit par des manœuvres volontaires et honteuses. Nous n'avons pas à faire le relevé des balles, des épingles à cheveux, des épis de blé, des passe-lacet, etc., etc., que les chirurgiens ont été appelés à extraire chez l'homme, la femme ou l'enfant; mais nous ferons remarquer seulement que ces objets étaient invariablement recouverts de produits phosphatiques : ce qui ajoute un argument de plus en faveur de la doctrine qui attribue à des inflammations locales, provoquées ou non par le contact d'un corps étranger , ces sortes de productions pathologiques.

Symptômes.— Les symptômes qui accompagnent l'existence de la gravelle ne sont pas constants , ils passent même inaperçus quelquefois et du malade et du médecin. C'est ainsi que parfois l'examen cadavérique a révélé l'existence de graviers dans les uretères et même plus haut dans les bassinets, graviers qui n'avaient déterminé, du vivant du sujet, ni douleurs ni troubles dans l'excrétion de l'urine. Enfin, chacun sait qu'il est des malades assurant n'avoir jamais ressenti de douleurs dans les reins, n'avoir jamais éprouvé de difficulté d'uriner, et qui cependant rendent du sable ou de la gravelle.

Tous ces faits sont néanmoins exceptionnels, et on doit dire que généralement la maladie ne vit pas en aussi bonne intelligence avec l'organisme du malade. La plupart de ceux qui se plaignent de cette affection, alors surtout qu'elle se traduit par des concrétions d'acide urique ou par ses dérivés, éprouvent de temps en temps une impression douloureuse localisée dans les lombes et s'irradiant vers le centre du bassin. Cette douleur, assez indéterminée au début, et qui revêt quelquefois alors le simple caractère d'un fourmillement désagréable, devient tout à coup vive, aiguë, lancinante, et rayonne aussitôt autour d'elle dans les flancs, dans le bas-ventre, dans les aines et vers les cuisses. Le malade, dans l'anxiété la plus grande, éprouve au moindre mouvement du torse un surcroît de douleur qui lui arrache des cris ; il faut le porter sur sa couche. L'agitation est extrême ; les traits du visage sont crispés et pâlis, et cependant le pouls reste toujours indifférent à ces phénomènes étranges, accusant à peine un peu plus de fréquence dans ses mouvements. Insensible-ment l'horizon s'éclaircit, l'orage passe, et quelques heures après, tout rentre dans le calme de la vie ordinaire. Telle est, esquissée à grands traits, l'atta-que de *colique néphrétique* chez le calculeux ; tel est

le cortége des symptômes indiquant qu'un gravier
vient de subir un déplacement dans le rein ou dans
l'uretère, pour se rapprocher de la vessie. Si la concrétion est parvenue jusque dans le réservoir, elle
sera rendue probablement avant peu, et le malade
n'aura plus à s'en plaindre. Mais si le gravier reste
engagé dans le conduit qui doit tôt ou tard lui
frayer un passage dans la vessie, il réveillera encore
dans sa pérégrination ultérieure de nouvelles coliques.

Nous avons donné une idée de la colique néphrétique ordinaire; mais quelquefois l'attaque se prolonge au-delà de la limite que nous avons fixée,
dure un ou deux jours, et les symptômes revêtent
alors un caractère, sinon grave, au moins inquiétant.
La chaleur est vive, la fièvre se déclare, le malade
est pris de nausées et de vomissements souvent
incoercibles; l'urine est rare, rendue goutte à goutte,
chargée de mucosités et quelquefois sanguinolente.
Si le gravier chemine, tous ces phénomènes s'efface-
ront spontanément, ce n'est qu'une question de
temps; mais si le corps étranger reste logé dans
le rein, la situation devient grave, et il y a à craindre
l'inflammation de cet organe et les conséquences
les plus désastreuses en très-peu de jours.

La mort peut survenir à la suite d'une péritonite,
soit que cette maladie se développe par continuité
de l'inflammation gagnant progressivement cette

membrane séreuse après avoir attaqué les tissus intermédiaires, soit après une perforation des reins laissant tomber l'urine dans la cavité abdominale. Il n'est même pas nécessaire que des lésions organiques de cette importance se produisent pour que tout espoir soit perdu: on a eu vu le malade succomber victime de la prostration succédant à la vive surexcitation nerveuse dont nous avons parlé, quand celle-ci se prolonge au-delà de quelques jours. Dans les cas en apparence les plus simples et qui ne réveillent même que de très-faibles douleurs, il faut surveiller attentivement la miction et s'assurer que l'urine est rendue en quantité normale. S'il en était autrement, le pronostic devrait être très-réservé, malgré la bénignité des phénomènes généraux, car d'un instant à l'autre l'urine, retenue par un obstacle siégeant dans les uretères ou plus haut, sera résorbée certainement, et le malade succombera à l'infection urineuse. Quand l'autopsie a été faite après des accidents de cette nature, les uretères chargés de graviers ont été trouvés fortement dilatés au-dessus des obstacles, au point d'atteindre les dimensions de l'intestin grêle; l'urine, après les avoir distendus, avait reflué vers les reins et déterminé dans ces organes des lésions profondes.

Tels sont les symptômes et les dangers qui accompagnent la présence et le déplacement d'un gravier, soit dans les reins, soit dans les uretères.

Si le calcul parvenu dans la vessie doit être expulsé dans les premiers jours, il est rare que pendant cet intervalle il ait le temps de développer des accidents. Ce n'est alors qu'au moment où il s'engagera dans le canal de l'urèthre qu'il déterminera une sensation pénible, quelquefois douloureuse. Il est des malades indemnes de toute lésion du col, de la prostate, et dont le canal est suffisamment dilatable pour que cette expulsion se fasse presque à leur insu; cela se passe ainsi chez ceux qui ont déjà expulsé un grand nombre de graviers, chez lesquels l'habitude est parfaitement établie, et qui ne rendent que des concrétions relativement petites. Dans ce cas, le malade, en urinant, entend le choc d'un objet heurtant contre les parois du vase; c'est le gravier qui vient de sortir.

A côté de ces faits heureux, groupons ceux où le calcul reste dans la vessie et ceux où, parvenu dans l'urèthre, il met un certain temps à franchir ce canal. Chez l'enfant, par suite de la disposition anatomique des organes, le corps devenu étranger vient se placer dans l'ouverture du col même, et là contrarie la sortie du liquide, tout en déterminant à l'extrémité du gland des sensations douloureuses, en vertu d'une action réflexe. Le jeune malade, éprouvant quelque soulagement à comprimer le gland, à le froisser, à le tirailler entre ses doigts, porte la main à la verge toutes les fois qu'il souffre, et, ne tardant pas à s'apercevoir que cet exercice rend plus facile l'émission de l'urine, il en use quand il veut vider la vessie. L'explication de ce fait est très-simple : en exerçant une traction sur le pénis, l'enfant éloigne, non pas le gravier, mais le col de la vessie; et celui-ci, porté en avant de l'obstacle, permet ainsi à l'urine de s'engager dans le canal. En somme, nous avons ici une rétention d'urine. Mais si le gravier, se développant, se dégage des étreintes du col, tout en restant appliqué contre lui, il amènera avec le temps une perturbation dans la sensibilité de cet organe, dont le dernier effet sera l'incontinence d'urine, et cela parce que le sphincter aura perdu de sa contractilité, parce que l'enfant ne se rendra plus un compte exact des sensations qu'il éprouve et des effets qui suivent les contractions exercées volontairement sur les organes urinaires. Il n'est pas rare que tant d'efforts successifs pour amener la sortie de l'urine ne déterminent plus tard, du côté de l'intestin, la chute de la muqueuse, qui vient alors faire saillie à l'ouverture anale, ou bien encore ne favorisent, mais très-exceptionnellement, la sortie de l'intestin à travers l'anneau inguinal. Ce sont là des accidents à surveiller, puisqu'ils sont possibles.

Chez les vieillards, les symptômes de la rétention d'un gravier dans le réservoir urinaire n'offrent pas les mêmes caractères. Chez eux, la vessie étant creusée d'un bas-fond dont le niveau est au-dessous du col, c'est dans ce point déclive que vient se loger le corps étranger, où il est retenu surtout pour des raisons se rattachant à des vices de conformation du canal de l'urèthre et des organes annexes. La déviation de ce canal, la proéminence de la prostate, dont le développement augmente avec l'âge, sont des causes de premier ordre et qui justifient le stationnement des productions lithiques dans le réservoir urinaire, alors que dans les années précédentes, quand le malade était moins âgé, le même fait ne se produisait pas. Il peut se faire, sans doute, que le gravier retenu dans la vessie y prenne tous les jours un plus grand développement sans éveiller l'attention du malade ; mais il arrive souvent que le flot urinaire poussé dans la direction du canal, entraînant le gravier contre le col, y détermine des phénomènes dans le genre de ceux que nous avons indiqués tout à l'heure. Ce n'est pas tout : par suite d'une disposition morbide assez commune à cet âge, le corps étranger développe souvent une phlegmasie de la muqueuse avec tous les caractères qui lui sont propres, et que trahit surtout la simple inspection des urines. Enfin, chez certains sujets, soit arrangement particulier des molécules salines qui constituent la concrétion lithique, soit vice général de l'organisme, des déchirures, des ulcérations, des fongosités, se produisent dans la vessie au contact du gravier ; l'un des symptômes de ces altérations morbides est presque toujours la présence du sang dans les urines. Si la suppuration a succédé à l'inflammation, l'urine encore portera les traces de ce travail destructeur. Nous avons dit que, chez l'enfant, les efforts déterminés par la difficulté de la miction pouvaient amener la chute de la muqueuse rectale; dans l'âge avancé, le résultat n'est pas le même : ce sont les vaisseaux hémorrhoïdaux qui se congestionnent.

Indépendamment de tous ces accidents, il en est d'autres qui se produisent quelquefois : ceux-ci faciles à expliquer par la solidarité qui existe entre tous les organes d'une même région, et ce sera par exemple la rétraction violente des testicules contre les anneaux inguinaux ; ceux-là au contraire plus difficiles à interpréter. Nous faisons allusion à certaines paralysies des membres inférieurs, évidemment dues à la présence d'un calcul, puisqu'il a suffi au malade d'être délivré du corps étranger pour que les membres récupérassent l'intégrité de leurs fonctions, faits qui sont à peu près inexplicables, dans l'état actuel de la science. La maladie n'atteint pas toujours ce summum d'intensité, mais elle se trahit assez souvent encore sous forme de douleurs vagues dans les membres abdominaux. Enfin, quand la présence du calcul dans la vessie détermine l'une des lésions que nous avons signalées, quand la muqueuse a été intéressée, qu'il y a eu perte de substance, si faible quelle soit, le malade est exposé à une fièvre spéciale dont l'origine a fort intrigué d'abord, et que l'on sait aujourd'hui être la conséquence de la résorption du liquide urinaire à à travers la solution de continuité. Cette fièvre vient par accès et revêt les principaux caractères de la fièvre dite intermittente.

Le tableau que nous donnons, quoique incomplet, présenterait cependant une grande lacune si, en opposition avec les diverses lésions dont nous venons de signaler les symptômes, nous ne faisions pas remarquer l'absence complète de toute réaction chez certains sujets. Le calcul, le gravier, ne réveillent autour de lui ni inflammation ni douleur ; et comme ici le calcul est logé dans le bas-fond au-dessous du col, le liquide urinaire sort sans difficulté. Qu'on nous permette la comparaison : c'est un caillou au fond d'un vase que rien ne trahit, et que l'on découvre seulement le jour où le vase est brisé. Ce n'est pas, en effet, sans une certaine surprise que l'autopsie révèle quelquefois la présence d'un calcul, assez volumineux pourtant, sur des sujets qui ne s'étaient jamais plaints d'une souffrance quelconque dans les organes urinaires.

Il ne saurait en être ainsi quand le gravier poussé vers l'urèthre s'engage et s'arrête dans une portion de ce canal. Ce n'est pas qu'il n'y ait des faits où le gravier soit parfaitement supporté par le malade, mais il n'a jamais été ignoré de celui-ci, et ce corps étranger a toujours rendu l'émission de l'urine plus difficile. Généralement, quand une concrétion ne peut être expulsée après s'être engagée dans le canal, c'est qu'elle est retenue derrière un rétrécissement ou une déviation de l'urèthre, ou encore par un développement exagéré de la glande prostate. Il peut se faire en outre que, parvenue sans encombre dans un point relativement spacieux, soit dans la portion membraneuse, dans le bulbe, soit dans la fosse naviculaire, elle trouve devant elle le restant du canal contracté spasmodiquement, ce qui l'oblige à prolonger son séjour dans l'une de ces régions; et alors, agissant en tant que corps étranger, elle développe autour d'elle une inflammation qui, faisant saillir les tissus qui l'environnent, rend son déplacement ultérieur encore plus difficile. Les symptômes accompagnant cet état pathologique se devinent aisément; nous n'insisterons pas. Outre tous les signes de l'irritation ou de l'inflammation, nous observerons encore une difficulté d'uriner d'autant plus grande que l'obstacle sera plus puissant.

En terminant l'étude de la symptomatologie, nous devons dire que, quel que soit le point sur lequel le gravier se trouve arrêté accidentellement, il existe une telle solidarité entre tous ces organes de l'appareil urinaire, qu'aux symptômes absolument locaux souvent il s'en joindra d'autres annonçant un re-

tentissement de la phlegmasie jusque dans les reins.
Et alors aussi il adviendra peut-être que ceux-ci
domineront la scène par leur gravité.

Durée. Marche. — Nous venons de parcourir rapidement les diverses phases que subissait un gravier
parti des reins pour aboutir au méat urinaire; nous
avons dit quels étaient les symptômes qu'il détermi-
nait sur son passage; il nous reste maintenant à
ajouter quelques mots sur la marche de l'affection
en elle-même.

Ce que nous avons dit de la pathogénie, c'est-à-
dire des causes diverses qui amenaient l'affection
calculeuse, doit laisser soupçonner déjà que la durée
de la maladie sera susceptible des plus grandes
variétés d'un sujet à l'autre. Allons droit au fait, en
prenant deux exemples où la maladie sera identique
dans son origine et reposera sur une cause éphémère
des plus insignifiantes. Dans le premier cas, le gravier rendu, tout sera fini, et bien fini pour toujours;
dans l'autre, au contraire, le gravier retenu dans la
vessie par une circonstance ignorée deviendra presque
fatalement un calcul; celui-ci provoquera à son tour
des lésions profondes de l'appareil qui perpétueront
le mal, même après l'extraction du corps étranger
par un traitement chirurgical, et en somme le malade restera calculeux toute sa vie. Voilà deux espèces certes différentes dans leurs effets, et cependant

ayant une cause initiale semblable et de peu de valeur. D'après cet exemple, et prenant en considération l'extrême variabilité de la cause provocante, il nous paraît bien difficile d'établir une règle sur la durée moyenne de la maladie en général. Cependant, toutes choses égales d'ailleurs, on peut dire que la maladie sera plus longtemps à guérir si elle se rattache à une diathèse ou à un trouble général de la nutrition, que si elle est due à une lésion physique, vitale ou organique, siégeant dans le canal de l'urèthre, sur le col ou dans la vessie, sur un point accessible, en somme, à un traitement chirurgical. On doit dire également que, en dehors d'une diathèse calculeuse, et la cause locale étant identique, les récidives seront moins à redouter chez l'enfant que chez le vieillard. Nous savons, en effet, combien est grande, dans un âge avancé, la susceptibilité morbide des organes urinaires, et combien surtout doit être facile la perpétuité d'une affection quelconque, puisque déjà par eux-mêmes ceux-ci tendent à la réaliser spontanément. Chez l'enfant, au contraire, par un bénéfice de nature que personne ne nous contestera, tout tend pour ainsi dire à guérir; il suffit seulement d'imprimer une bonne direction.

Relativement à la marche de cette affection, la première observation qui résulte d'un examen, même superficiel, c'est que lorsque des troubles sérieux éclatent; quand le malade passe tout à coup d'un état de santé relativement bon à une situation en apparence désespérée, et que tout ce cortége de symptômes effrayants est dû au déplacement d'un gravier, il n'y a pas de raison pour être surpris si tout s'apaise en quelques heures. C'est là, on peut l'assurer, un des caractères de la marche de cette maladie, et qui ne trouverait d'équivalent que dans l'introduction de quelque corps étranger dans un organe important à la vie, et qui serait bientôt suivie de son extraction ou de son rejet. Ainsi, par exemple, quand par accident le bol alimentaire s'engage dans les premières voies aériennes, il donne lieu subitement à des phénomènes extraordinaires de suffocation qui cessent dès que le malade a rejeté l'aliment menaçant de l'étouffer. Mais ce sont là, il faut en convenir, des faits d'un tout autre ordre, et nous pouvons dire que dans la science il n'est aucune affection, y compris les névralgies, dont la marche présente ce cachet tout spécial.

Chez un grand nombre de sujets, la gravelle, nous parlons surtout de la gravelle urique, paraît, persiste plus ou moins longtemps, puis disparaît, et revient encore sans qu'il soit possible de déterminer quelles sont les circonstances pathologiques donnant lieu à cette intermittence dans les manifestations. C'est encore là un caractère dominant de cette maladie.

Chez beaucoup de sujets, les coliques néphrétiques,

qu'elles soient ou non suivies de l'expulsion de graviers, se régularisent et reviennent alors à des distances à peu près égales, tous les mois, toutes les six semaines par exemple.

Diagnostic. — Quand l'affection calculeuse se réduit à la présence de sables ou de graviers dans les urines, ces productions ne trouvant aucun obstacle suffisant pour nuire à leur passage, le sujet a connaissance de sa maladie, et le diagnostic ne présente aucune difficulté. Cependant, il faudra s'assurer si ces matériaux ont été chassés en même temps que l'urine, ou si le refroidissement de ce liquide a amené leur formation. Ce premier point a une assez grande importance. Sans partager l'optimisme des praticiens qui croient devoir assurer qu'il n'y a pas à s'inquiéter de ce dernier état, nous reconnaissons bien qu'à ce degré il n'y a pas maladie encore, mais il est urgent de se surveiller et de garder surtout une certaine réserve dans la façon de vivre. En admettant que les sables soient rendus avec l'urine, il restera à savoir si concurremment il n'y aurait pas quelque gravier retenu dans l'appareil urinaire. Cette circonstance n'est pas très-rare, et il est d'autant plus utile de le faire remarquer, que les malades se familiarisent vite avec cette affection, et, ayant entendu répéter maintes fois que la production de sables excluait la gravelle, ils restent convaincus qu'ils n'ont aucune précaution à prendre. C'est une grande erreur: le sable peut exister non-seulement avec la gravelle, mais encore avec la pierre, et ainsi que nous aurons à le répéter, c'est grâce à cette fausse sécurité que beaucoup de malades ont eu plus tard à subir tous les risques de l'opération de la taille, qu'ils auraient évitée s'ils s'étaient soumis en temps opportun à l'examen consciencieux que nécessitait leur état.

Le diagnostic de l'affection calculeuse, quand celle-ci revêt la forme de la gravelle, est souvent très-facile, le malade mettant sous les yeux du médecin les concrétions qu'il a rendues par le canal de l'urèthre. Pour si étrange que cela paraisse, il est arrivé cependant que le chirurgien a été appelé à se prononcer sur des fragments pierreux trouvés par hasard dans le vase, et amenés là on ne sait comment. Outre qu'alors le malade n'a jamais éprouvé aucun des symptômes de la gravelle, l'examen chimique, dans les cas douteux, suffira pour dissiper toute erreur. Dans les faits particuliers de cette nature qui se sont produits jusqu'à ce jour, l'acide silicique entrait pour une très-grande part dans la composition de l'objet: c'est donc à la recherche de cette substance qu'il faudra se livrer en premier lieu, et, s'il est démontré que cet acide existe dans de très-fortes proportions, on pourra être très affirmatif sur la non-valeur de la pierre, attendu que la silice n'a jamais été trouvée dans les concrétions urinaires, si ce n'est dans des

proportions infinitésimales. Enfin, s'il le fallait absolument, on irait à la recherche des éléments ordinaires des calculs, et leur absence serait concluante.

L'étude des symptômes sera d'un grand secours,
dans les cas douteux, pour soupçonner l'existence
d'une concrétion retenue dans l'un des organes de
l'appareil urinaire, et il adviendra même, si celle-
ci est retenue dans les reins et les uretères, que nous
n'aurons pas d'autres signes pour affirmer ou nier son
existence.

Quand, d'après l'ensemble des phénomènes observés, il y a à craindre la formation d'un produit
calcaire, il est indispensable d'éclairer le diagnostic
par tous les moyens d'investigation qui sont en
notre pouvoir. Le premier de tous est l'examen avec
la sonde ; c'est sur celui-ci que nous allons insister.
Le malade étant couché horizontalement sur le dos,
la tête à peine élevée, les jambes écartées et fléchies,
on lui recommande de se laisser aller et de ne faire
aucun effort. Pour assurer ce résultat, il est prié de
rester la bouche ouverte et de ne pas retenir la
respiration. Cette position est indispensable pour que
le calcul, petit ou gros, vienne se placer sur le
trigone vésical, point sur lequel l'instrument le
saisira tout à l'heure. Mais d'abord, il y a plusieurs
précautions à prendre, et surtout il y a à diriger
l'exploration de façon qu'elle serve à établir s'il y a
existence d'une altération quelconque dans les or-

ganes urinaires parcourus par la sonde. Pour ce motif,
et avant même que le malade se soit couché, on lui dit
d'uriner et on regarde comment il procède à la miction. Quand il a fini, dès qu'on s'est assuré que par
lui-même il ne peut plus rendre une seule goutte de
liquide, il est invité à se mettre sur son lit dans la
position prescrite, et on introduit une sonde ordinaire. Cette opération doit être faite avec grand
soin et beaucoup d'attention; il faut étudier comment
chemine l'instrument, se rendre compte des plus
faibles résistances qu'il rencontre sur son passage,
et apprécier leur nature. Y a-t-il seulement con-
traction spasmodique du canal, est-ce un rétrécissement organique ou une lésion de la prostate qui
sont cause de la difficulté à avancer, si difficulté il
y a; ou bien encore est-ce le contact d'un gravier
engagé dans le canal qui donne la sensation d'un
corps dur frottant contre la sonde ; le col de la
vessie doit être surtout l'objet d'un examen très-
attentif, car il est bien démontré qu'une simple
lésion de cet organe peut être cause de tous les accidents survenus, ou tout au moins les rendra infiniment plus dangereux.

Dès que la sonde est arrivée dans la vessie, il
n'est pas douteux que si un jet de liquide s'écoule
encore par l'instrument, c'est que la contractilité
des parois de ce réservoir laisse à désirer. Et c'est
en constatant la quantité que le malade n'avait pu

rendre spontanément, alors que la voie uréthrale était libre, que l'on jugera du degré de cette inertie. C'est encore là un fait assez important dans la pathogénie de l'affection calculeuse et qu'il importe de découvrir au plus tôt, puisqu'on ne peut espérer la guérison de la gravelle, si cet état pathologique subsiste.

La vessie vidée, il faut à différentes reprises injecter un liquide à la température ambiante, afin que les parois vésicales se contractent sous cette impression de froid. De cette façon, le champ de l'exploration se trouvant rétréci, il sera plus facile de rencontrer le gravier et de le saisir tout à l'heure. Pour pratiquer le dernier temps de l'opération, il faut d'abord vider entièrement l'organe du liquide injecté, et après introduire seulement la valeur d'une cuillerée d'eau. Dans cette condition, une main exercée sent le contact du gravier contre la sonde, et alors, pour peu qu'on ait la certitude que réellement il y a là un corps étranger, souvent il y aura tout avantage à introduire, séance tenante, l'instrument qui le broiera. A propos du traitement, nous reviendrons sur cette opération définitive pour en régler tous les temps.

Quand la sonde, promenée dans la vessie pendant quelques minutes, n'a pas rencontré l'objet que l'on cherche et dont l'existence n'est pas absolument certaine, ne fatiguez pas plus longtemps le malade

et remettez à un autre jour une nouvelle exploration.
L'utilité d'un diagnostic certain n'est pas à démontrer ; il faut que le médecin sache si, oui ou non, il y a
un gravier retenu dans la vessie, gravier qui deviendrait certainement un calcul si on ne le broyait
pas. Telle est la règle qu'il faut proclamer bien
haut, règle qui est toute dans l'intérêt du malade, dont
les jours seraient mis en danger si on la négligeait.

Nous avons dit qu'il fallait explorer le canal en
introduisant la sonde ; si, pendant ce temps de l'opération, la main éprouvait une sensation faisant croire
à la présence d'un fragment de calcul dans l'urèthre,
il y aurait, pour en avoir la certitude, à introduire
une bougie en cire et à la retirer après qu'elle
aurait subi les impressions de l'objet douteux. Il
nous est difficile d'exprimer par des mots les signes
qui caractérisent les rayures incrustées dans la cire
quand celles-ci proviennent d'une concrétion urinaire ; mais qu'il nous suffise d'affirmer que ces
rayures ont un cachet spécial, et que par l'habitude
on les distingue assez facilement des dépressions
occasionnées par des callosités, des corps fibreux
ou des brides quelconques, siégeant dans le canal de
l'urèthre.

En somme, quand le gravier réside dans la vessie
ou dans l'urèthre, il est facile d'arriver, à l'aide des
explorations que nous recommandons, à préciser
leur existence. Il n'en est plus de même quand le

corps étranger est engagé dans les uretères ou dans les reins; ici tout est confus, avouons-le, et c'est à peine si, consultant les antécédents du malade, il sera possible d'avoir de fortes présomptions pour ou contre. Et, en effet, les coliques néphrétiques, pour si douloureuses qu'elles soient, ne peuvent être considérées rigoureusement, lors d'une première crise, comme un signe pathognomonique, et à plus forte raison devons-nous en dire autant de l'ensemble des phénomènes plus ou moins vagues qu'éprouve le malade, et qui sont pour ainsi dire l'atmosphère inséparable de toute affection de l'appareil urinaire. Le diagnostic, sans plus insister, est incertain, l'expérience de tous les jours le prouve; et si nos regrets néanmoins sur cette insuffisance de nos connaissances cliniques sont limités, c'est que, eût-on les renseignements les plus précis sur l'existence d'un calcul ou d'un gravier dans ces hautes et inaccessibles régions, les indications thérapeutiques seraient les mêmes : attendre les événements, tout en palliant les phénomènes de douleur et de congestion par toutes les ressources que la science met en notre pouvoir.

Ce n'est pas tout que de tenir dans les doigts une concrétion et de pouvoir assurer que le malade est atteint d'une affection lithique : le diagnostic a d'autres exigences. Il faut maintenant déterminer quelle est la nature de ce gravier, se rendre compte de son mode de formation et d'agrégation moléculaire, scruter tout l'organisme du malade, afin d'établir sur ces données la cause première de l'affection, les causes qui l'entretiennent, et en déduire aussitôt et le pronostic et le traitement.

L'analyse chimique nous donnera la réponse à la première question. Elle nous révélera si l'acide urique et ses dérivés entrent dans sa composition, si les phosphates au contraire la constituent entièrement, si elle est composée par des oxalates, ou par de la cystine, ou par tout autre élément.

En divisant la concrétion, nous verrons si elle est formée par des couches successives et concentriques, ce qui indiquera un travail lent de la cause morbide, et nous aurons à nous préoccuper si chacun de ces dépôts est ou non chimiquement identique, la variété des produits devant laisser croire, jusqu'à un certain point, à la simultanéité ou plus rigoureusement à la succession de divers états pathologiques.

Si le gravier a un centre d'action, un noyau, examinons-le attentivement, car il nous permettra de préjuger ce qu'était la maladie au début. Enfin, s'il en a plusieurs, nous saurons que la concrétion est le résultat d'une agglomération de plusieurs graviers qui sont venus s'accoler les uns aux autres, et le pronostic sera plus fâcheux.

La coloration ne fournira que peu de renseignements; mais la forme , surtout si elle est allongée, méritera de fixer notre attention. Dans ce dernier cas, il est à croire qu'il y a eu séjour dans l'uretère.

L'aspect extérieur, la consistance des graviers, sont encore des signes à étudier. Non-seulement s'ils sont friables et couverts d'aspérités nous saurons que leur formation a été relativement rapide, mais encore que cette configuration les a rendus peut-être blessants pour les organes qu'ils ont rencontrés sur leur passage.

Nous n'avons pas à insister sur la valeur pathognomonique de la production lithique, ce que nous avons dit à propos de la pathogénie nous en dispense; mais nous rappellerons en terminant que, pour établir un diagnostic sévère et vraiment utile, il est indispensable, ainsi que nous l'avons dit dans ce même chapitre, d'étudier toutes les fonctions de l'économie et surtout celles de la peau, des poumons, du foie, organes qui partagent avec les reins la charge d'éliminer du corps les détritus de nos tissus, et dont les troubles passagers ou permanents sont souvent la seule cause de l'affection calculeuse. A leur tour, le rôle de l'estomac vis-à-vis de la nutrition, et celui de la nutrition vis-à-vis de la métamorphose animale, sont solidaires au point qu'il est impossible de négliger la fonction digestive dans un examen même superficiel. Enfin, il faudra rechercher si une diathèse ne tient pas l'affection lithique sous sa dépendance.

Pronostic. — Pour porter un jugement sain sur l'avenir d'une personne qui rend de la gravelle, il y a plusieurs points principaux à considérer.

D'abord il faut connaître l'état des organes urinaires, savoir quelles sont les lésions qui ont engendré les concrétions ou qui se sont développées à leur contact, et savoir apprécier jusqu'à quel point les unes ou les autres sont susceptibles d'être modifiées rapidement par un traitement médical ou chirurgical.

L'état des forces de l'organisme et tout ce qui se rapporte à la nutrition étant d'une importance très-grande, surtout dans la gravelle urique, c'est en planant sur ces considérations d'un ordre un peu plus élevé que le médecin se rendra compte des difficultés à vaincre pour ramener l'économie dans sa voie normale, ou encore de l'impossibilité d'atteindre à ce résultat.

La question du pronostic est donc très-complexe, et nous ne relèverons ici que certains résultats fournis par l'expérience clinique.

Étant donné un sujet rendant du sable, le pronostic sera favorable si on ne découvre au microscope que des cristaux parfaitement bien isolés; mais si dans le nombre il en est d'agglomérés entre eux, il y aura à craindre que tôt ou tard, le fait se généralisant, ce sable ne concoure à la formation de graviers.

Quand un sujet rend des graviers, l'accident à craindre, et celui nécessairement qui doit faire varier le pronostic, étant la réalisation d'un calcul, il faudra, pour apprécier l'importance de l'affection, s'assurer si le canal de l'urèthre est libre et permet le passage de tous les graviers qui se formeront; si le col et la prostate ne contiennent en germe aucune altération susceptible de fournir bientôt un obstacle à la libre circulation du corps étranger. L'examen physique du gravier sera également fort utile : s'il est lamellé, lisse, dur, il est permis de croire que ceux qui se produiront plus tard seront dans des conditions semblables ; et, comme tout indique que la formation des diverses couches est lente, on peut espérer que le sujet trouvera une occasion de les rendre avant que le développement soit tel que l'expulsion spontanée devienne impossible. Enfin, l'état de la surface est ici rassurant; on a moins à craindre, en effet, que le gravier laboure les chairs et détermine des lésions retentissant plus tard jusque dans les reins. Au contraire, si le corps étranger est peu dense, rugueux, ou si, examiné à l'intérieur, on découvre plusieurs centres d'action indiquant clairement que ce petit corps concret est composé de plusieurs graviers agglomérés, circonstance qui n'est pas exceptionnelle si la cystine, l'oxalate calcaire, entrent dans sa composition, le pronostic sera beaucoup moins favorable, et il ne faudra pas cacher au malade que l'affection dont il est atteint mérite la plus grande sollicitude.

Si le gravier est de forme longue, s'il présente en même temps une rigole, il est certain qu'il a séjourné dans l'un des uretères, circonstance grave puisqu'elle peut se reproduire pour des raisons pareilles à celles qui l'ont provoquée une première fois, et développer alors rapidement des phénomènes d'autant plus graves qu'il sera impossible au chirurgien d'intervenir d'une façon directe et efficace.

La gravelle urique est plus tenace de sa nature, mais en retour elle expose moins au développement d'un calcul.

La gravelle phosphatique, chez le plus grand nombre des sujets, n'est que l'expression d'une affection localisée dans l'appareil urinaire, plus accessible, il est vrai, à un traitement médical ou chirurgical, mais exposant à la formation d'un calcul ou d'une pierre, à cause même de la facilité avec laquelle de nouvelles couches viennent s'ajouter aux anciennes.

Quand une même concrétion contient les deux éléments à la fois, c'est une preuve manifeste qu'il y a des désordres généraux et des désordres locaux, double circonstance fâcheuse qui rend la guérison plus difficile.

L'urine ammoniacale est un mauvais signe, parce

qu'elle annonce une lésion profonde des reins ou des uretères.

Le phénomène douleur considéré à part ne constitue pas un signe suffisant pour affirmer si le cas est grave ; et si nous le rappelons ici, c'est surtout pour mettre en garde contre son absence, entraînant après elle une sécurité des plus préjudiciables aux intérêts du malade.

Traitement. — La gravelle étant à la fois du domaine de la médecine et de la chirurgie, le traitement à lui opposer sera à la fois médical et chirurgical, ou seulement l'un ou l'autre. Enfin, dans quelques circonstances, l'observation seule des lois de l'hygiène sera suffisante.

Élaguons d'abord ce dernier groupe, assez restreint du reste. Dans la pratique, il advient quelquefois de rencontrer des sujets se plaignant d'avoir rendu exceptionnellement du sable rouge ou jaune, ou même encore un gravier. Sans doute, il est beaucoup plus prudent de considérer *à priori* le fait comme sérieux et de rechercher minutieusement quelle en est la cause ; mais quand, après un examen attentif, on est convaincu que ce phénomène insolite est dû seulement à une forte contention d'esprit, à une fatigue corporelle exagérée, ou bien à un excès de table, il n'y a pas à tourmenter le malade par une médication au moins inopportune.

Le seul conseil à donner est de se tenir en garde contre ces abus, quels qu'ils soient, et de les éviter absolument, si l'on veut être à l'abri d'une véritable affection de l'appareil urinaire. Il est certain, en effet, que si une indisposition, un excès, retentissent de préférence sur l'un de ces organes, c'est que celui-ci est relativement faible, et qu'à la moindre occasion il réalisera une maladie. En somme, c'est un avertissement sans frais dont le sujet doit tenir compte.

A côté de ce groupe de malades nous rangerons encore ceux dont les urines se chargent d'un dépôt pulvérulent rouge et composé chimiquement d'acide urique, mais seulement après refroidissement du liquide. Il n'est pas douteux qu'à ce degré ce n'est pas la maladie encore, puisque l'urine ne contient aucun dépôt alors qu'elle est dans la vessie, et que, dans cet état de complète solubilité de tous ses éléments, elle ne saurait réaliser un gravier ; mais cependant la santé n'est pas parfaite, et à ce titre il y a des soins à prescrire. Ces soins consisteront dans l'observation rigoureuse de toutes les lois de l'hygiène. Il sera indispensable de veiller à ce que toutes les fonctions de l'économie s'exécutent bien et surtout la fonction cutanée ; il faudra éviter les congestions vers le bas-ventre, et pour cela tenir l'intestin libre, soit avec des laxatifs doux, soit avec des lavements rafraîchissants. Il est de règle encore de défendre les aliments riches en azote et de prescrire des boissons aqueuses abondantes, afin que les éléments de l'urine soient dissous dans une plus grande quantité d'eau.

Quand le sable rouge est rendu en même temps que l'urine, il y a affirmation de la maladie lithique, sans doute sous sa forme la plus bénigne, mais elle existe. La première recherche à faire est de remonter à la cause et d'établir quelle est la lésion locale ou générale qui provoque ce phénomène. L'examen fera découvrir souvent une maladie de la prostate ou du col, ou un rétrécissement, ou encore une affection de la vessie ayant retenti jusque dans les reins; et l'indication sera de diriger un traitement contre ces divers états morbides. Il n'est pas rare d'obtenir ainsi, et en peu de temps, une guérison radicale. Dans d'autres circonstances, on se trouve en face d'un sujet dont les excès quotidiens, les habitudes vicieuses, justifient les troubles survenus dans la sécrétion urinaire : que ce soient des travaux intellectuels exagérés coïncidant avec une vie des plus retirées, que ce soit, au contraire, une existence surmenée et des plus actives, des excès de table ou vénériens, l'abus des boissons alcooliques, le premier devoir est de modérer ces passions, de suivre un régime diététique beaucoup plus conforme aux exigences de l'hygiène, et d'attendre que le corps ait subi l'influence de ce traitement pour se prononcer sur la valeur réelle de la maladie.

En signalant d'abord ces divers ordres de causes, nous rentrons dans la pratique des faits les plus ordinaires ; mais il n'est pas permis d'ignorer que la production des sables d'acide urique peut tenir directement et seulement à une simple irritation des reins. Il faut alors appliquer des sangsues ou des ventouses à la partie supérieure de la région lombaire, prescrire des boissons émollientes et quelques purgatifs doux entretenant la liberté du ventre, et conseiller l'usage fréquent des bains entiers. Cette médication antiphlogistique et rafraîchissante, conduite avec réserve, est d'une grande efficacité, quelle que soit l'origine du mal ; tant il est vrai que l'irritation de l'appareil urinaire occupe une large place dans la plupart des affections lithiques. Dans les cas simples dont nous parlons ici, quand le malade a été soumis au traitement médical ou chirurgical que réclamait son état, rien ne s'oppose à lui conseiller certaines eaux minérales. Prenant alors en considération tel incident ou telle manière d'être de l'organisme, il y aura à choisir entre les stations suivantes : *Vichy, Contrexeville, Pougues, Bussang.* Il n'est pas nécessaire de faire remarquer que si cet état des voies urinaires était dominé par un vice herpétique ou rhumatismal nettement défini, le choix devrait porter sur les eaux thermales qui

conviennent le mieux contre ces affections morbides.

Ce que nous venons d'exprimer se rattache plus
spécialement au sable rouge ou jaune, à celui qui
est presque toujours composé d'acide urique, et qui
prend son origine, au moins apparente, dans les
reins. Il arrive bien quelquefois qu'une altération
de ces organes amène la formation d'un précipité
d'oxalate de chaux, ou que le dépôt pulvérulent est
composé de cystine ; mais, outre que ces faits sont
exceptionnels, ils ne font pas indication spéciale.

Il nous reste à parler des sables constitués par
des phosphates, par cette matière amorphe granu-
leuse ou en poudre, de couleur grise et blanche,
communiquant à l'urine un aspect bourbeux. Cette
altération du liquide urinaire annonce presque toujours une phlegmasie de la vessie compliquée de
catarrhe. Il est rare de plus qu'il ne se joigne pas à
cet état pathologique un certain degré de paralysie,
ou tout au moins de paresse du réservoir. En même
temps, la santé générale du malade laisse à désirer.

Dans cette situation, le traitement doit être d'a-
bord dirigé contre la phlegmasie de la vessie, et, à
cet effet, la médication que nous avons déjà conseillée contre le catarrhe trouvera son emploi. Il
est surprenant de voir combien les moyens simples
qui conviennent à cette maladie modifient rapidement les urines et amènent bientôt la disparition de

tous les produits crétacés. Après avoir diminué l'irritabilité du canal par le contact de bougies flexibles, résultat que l'on obtient en très-peu de jours, on passe la sonde et on procède au lavage du réservoir urinaire. La première fois que cette opération est faite, il faut la pratiquer avec de l'eau tiède, et avoir soin de ne pas remplir la vessie au point qu'il y ait surdistension de l'organe ; et même, dès que le malade éprouve la nécessité d'uriner, on doit s'arrêter et laisser sortir tout le liquide introduit. Deux ou trois jours après, une nouvelle injection sera pratiquée, et on continuera ainsi jusqu'à ce qu'il y ait acclimatation. A partir de ce moment, diminuez le degré de température du liquide, et nonseulement rapprochez les intervalles qui séparent les injections, mais encore pratiquez-en plusieurs coup sur coup, jusqu'à ce que vous ayez réalisé un vrai lavage obtenu par l'irrigation continue. S'il y a des raisons pour croire que l'atonie de la vessie est pour beaucoup dans la production ou la continuité du catarrhe, la température de l'eau sera abaissée progressivement jusqu'à 4 ou 3 degrés au-dessus de 0.

Le repos, un régime doux, quelques purgatifs légers, des boissons émollientes prises en abondance, compléteront cette médication assez souvent souveraine pour que nous la placions en première ligne. Cependant, si le médecin est appelé à une époque relativement éloignée du début de l'affection, la phlegmasie de la vessie aura pu entraîner une lésion des reins contre laquelle, évidemment, il faudra d'abord agir selon son degré et sa nature. N'oubliant pas, même après guérison, l'origine de l'affection, sa nature, ainsi que celle des dépôts urinaires, le malade sera envoyé de préférence dans une station thermale dont les eaux sont sulfureuses ou alcalino-sulfureuses. Une recommandation utile à lui faire encore est de continuer longtemps à absorber tous les jours une grande quantité de boisson aqueuse et très-légèrement diurétique.

Avant d'aborder le traitement de la gravelle en particulier, nous devons nous occuper des soins que nécessite la *Colique néphrétique*, *Néphralgie*, accident commun à toutes les espèces de gravelle, et, à cette occasion, relever certains désordres déterminés dans les reins par ces concrétions en tant que corps étrangers, abstraction faite de leur nature spéciale. En procédant ainsi, nous simplifierons l'étude du traitement.

Il est rare que la gravelle, en cheminant dans les cavités rénales, ne détermine au moins des phénomènes douloureux; mais ils ne sont presque jamais accompagnés de lésion organique appréciable, il faut bien le croire, puisque tout s'apaise en quelques heures. Cependant il est nécessaire de se tenir en garde contre ces sortes d'accidents, réalisables en principe, et la médication calmante est toujours indiquée. Au moment de la crise, le malade sera plongé dans un grand bain tiède contenant en dissolution 250 à 300 grammes de carbonate de soude, bain dans lequel il restera le plus longtemps possible, une heure et demie au moins. Une pilule contenant 5 centigrammes d'extrait gommeux thébaïque sera prescrite en même temps. Si les premières voies sont tourmentées par des efforts de vomissements, cette pilule sera remplacée par un lavement préparé avec dix ou quinze gouttes de laudanum. Si ce lavement est rendu trop tôt, on introduira dans le rectum un suppositoire confectionné avec 3 grammes de beurre de cacao et 3 centigrammes d'extrait d'opium, médication qui sera renouvelée dans la journée. Quel que soit le mode d'administration de l'opium, il est utile de faire prendre d'abord un lavement laxatif huileux pour débarrasser l'intestin, diminuer les chances de fluxion vers l'organe en souffrance, et rendre plus facile l'absorption du médicament. En sortant de l'eau, de larges cataplasmes laudanisés seront appliqués sur le point douloureux. Enfin, les nausées, les vomissements, seront combattus par des boissons gazeuzes froides prises en petite quantité chaque fois, par des fragments de glace retenus dans la bouche, par la potion anti-émétique de Rivière, dont nous indiquons la formule :

$$1^{er}\ \text{flacon}\ \begin{cases} \text{Acide citrique} \dots\dots & 2\ \text{gram.} \\ \text{Eau} \dots\dots\dots\dots & 60\ — \\ \text{Sirop de sucre} \dots\dots & 25\ — \end{cases}$$

$$2^{e}\ \text{flacon}\ \begin{cases} \text{Bicarbonate de potasse} & 2\ \text{gram.} \\ \text{Eau} \dots\dots\dots\dots & 60\ — \end{cases}$$

Prenez successivement une cuillerée de l'un et une cuillerée de l'autre.

Cette médication est suffisante si des accidents inflammatoires ne s'ajoutent pas aux symptômes d'irritation constituant essentiellement la colique néphrétique.

Admettons que cette complication surgisse, qu'il y ait inflammation de la substance des reins, *néphrite aiguë*, ou seulement *pyélite*, c'est-à-dire inflammation du bassinet et des calices, ou les deux réunies, *pyélo-néphrite*. Ici, nous devrons opposer un traitement antiphlogistique sévère en rapport avec l'intensité de la phlegmasie, avec l'âge et la complexion du sujet : les sangsues et les ventouses scarifiées à la région lombaire, les grands bains, les sinapismes aux extrémités, les lavements purgatifs et les boissons mucilagineuses, fourniront les principaux moyens d'action pour lutter contre ces phlegmasies, qu'on doit enrayer rapidement pour éviter des conséquences désastreuses. Quelquefois, malgré les soins les plus intelligents, on ne parvient qu'à faire cesser le danger du moment, et la maladie devient chronique. Les révulsifs que nous venons d'indiquer seront alors remplacés par des dérivatifs

sur le point le plus voisin du mal : des moxas, des
cautères, seront appliqués à la région des lombes.
En attendant les heureux effets de cette médication,
le malade sera placé dans les meilleures conditions
hygiéniques, et on veillera avec soin à tous les incidents qui peuvent se produire et devenir la source
d'une indication spéciale. Il est assez ordinaire, par
exemple, qu'il y ait à fortifier le malade par des
toniques et des amers, et à combattre aussi l'alcalinité de l'urine par quelques boissons légèrement
acidulées. Quant à la rétention d'urine, les effets en
seraient tellement graves, qu'on pardonnerait difficilement à celui qui la laisserait exister un seul
instant sans lui opposer aussitôt les moyens les plus
propres à s'en rendre maître, ne seraient-ils que
palliatifs, ne consisteraient-ils que dans l'introduction de la sonde.

En clinique, l'arrêt d'un gravier dans l'uretère ne
modifie pas sensiblement la médication que nous
venons de conseiller contre la phlegmasie rénale.
D'une part, les moyens d'action contre le mal lui-
même étant très-insuffisants, et d'autre part la
rétention du liquide urinaire dans l'un de ces canaux étant surtout très-grave parce qu'elle tend à
amener une néphrite du rein correspondant, c'est
surtout à ce dernier point de vue que l'on se place.
Et alors il arrive que la médication antiphlogistique
est non-seulement prophylactique de la maladie ré-

nale, mais curative encore de la maladie urétérale, ce qui s'explique aisément quand on sait que l'inflammation que provoque autour de lui le gravier a pour conséquence directe de l'enchatonner et de s'opposer aussitôt à sa progression vers la vessie, complication évidemment contrariée par le traitement antiphlogistique.

Nous pourrions entrer dans d'autres considérations pathologiques relativement à la formation du pus, suite de l'inflammation, et parler aussi du traitement à opposer à l'*hydronéphrose*, maladie caractérisée par la rétention d'une quantité d'urine dans le rein, toujours sous l'influence de la présence d'un gravier; mais ce serait nous écarter de notre sujet principal.

Dans l'étude du traitement de la gravelle, nous continuerons à suivre la division clinique que nous avons déjà adoptée pour les sables, et pour ce motif nous nous occuperons d'abord de la gravelle constituée par de l'acide urique ou par des urates.

Quelle que soit, en théorie, l'idée que l'on se fasse de l'origine première de la maladie, quand on est appelé à donner des conseils à un graveleux, il ne suffit pas de constater la composition chimique d'une concrétion pour avoir le droit d'en conclure aussitôt que telle médication est celle qui convient. Il y a mieux à faire, et en cela on ne fait qu'appliquer une règle générale dont l'utilité ne sera jamais

démentie : c'est d'examiner les principaux organes
de l'économie, de s'assurer du jeu régulier de leurs
fonctions, de s'enquérir des habitudes du malade,
et alors de commencer le traitement en déblayant
d'abord le terrain; ce qui revient à dire qu'il faut,
dès le début, éloigner tout ce qui est vicieux, tout
ce qui laisse à désirer, afin de ramener la maladie
à son état le plus simple. Cette façon de procéder,
fort rationnelle en elle-même, suffit quelquefois
pour rétablir l'intégrité de la fonction rénale ; mais
en admettant que le mal persiste, il deviendra plus
facile d'en avoir raison, puisqu'il ne sera plus tenu
en échec par des circonstances particulières, de second ordre il est vrai, mais néanmoins très-actives.
En dehors de l'appareil urinaire, les principales
fonctions à examiner sont celles de l'estomac et de
la peau, dont les divers troubles sont d'une action
puissante sur la composition de l'urine. Il ne faut
pas craindre d'insister sur les moyens que nous
fournissent l'hygiène et la matière médicale pour ramener à leur type naturel ces deux fonctions essentielles. Souvent c'est pour avoir négligé ces principes, que les meilleurs modes de traitement essayés
contre l'affection lithique ont échoué ; et non moins
souvent les eaux thermales, dont on a vanté les
vertus spécifiques contre cette maladie, ne réussis-
sent, à vrai dire, qu'en rendant à ces fonctions
leur régularité, leur énergie première. La sobriété,

le choix raisonné des aliments, les toniques, les amers, rempliront la première indication. On pourvoit à la seconde en prescrivant les bains et les douches sulfureuses, les frictions aromatiques, l'usage de la flanelle et les exercices modérés du corps. Quant aux fonctions des divers organes urinaires, elles seront examinées attentivement, et à plus forte raison devra-t-on rechercher les diverses lésions dont ces organes sont habituellement le siége. Peu importe que ces altérations soient cause ou effet de la production lithique ; si elles existent, elles entretiennent certainement le mal, raison suffisante pour les combattre quand même.

Malgré tous ces soins, il faut avoir la franchise d'en convenir, le sujet reste quelquefois tributaire de l'affection calculeuse. On en est réduit alors à conseiller le traitement reconnu jusqu'ici le plus efficace, et que le malade devra continuer pendant de longs mois :

Se priver des aliments de haut goût et des viandes riches en azote;

Tenir libres les voies digestives, en prenant tous les huit jours un purgatif doux, médication qui aura le double avantage de conserver l'intégrité des fonctions de cet appareil et d'exercer sur les reins une salutaire influence par son action dérivative;

Toutes les semaines, application de quelques sangsues à la région lombaire ;

Lavements émollients souvent répétés ;

Soir et matin, frictions sèches et aromatiques sur tout le corps ;

Un grand bain tous les trois jours, additionné ou non de deux à trois cents grammes de carbonate de soude ;

Boissons copieuses contenant en dissolution du bicarbonate de soude. Ce sel sera donné d'abord à la dose de cinquante centigrammes par jour, et la quantité en sera augmentée plus tard.

Si le malade est dans une condition de fortune qui lui permette de se rendre dans une station thermale, le médecin aura à choisir entre toutes celles que nous indiquons sur la carte géographique placée à la fin de ce volume : la préférence sera basée sur l'ensemble des faits pathologiques essentiels ou concomitants, sur la nécessité momentanée d'apporter de la variété dans un traitement suivi depuis plusieurs mois, et aussi sur l'expérience personnelle du malade qui a déjà fréquenté plusieurs bains dans les années précédentes. Cependant, tout en faisant la part des indications spéciales qui obligent à préférer l'une de ces eaux, et ne considérant que la maladie elle-même dégagée de toute autre affection, on aura souvent à prescrire *Vals, Vichy* ou peut-être encore *Saint-Alban, Contrexeville, Vittel, Pougues, Vic-sur-Cère, Vic-le-Comte, le Boulou, Saint-Martin-de-Fenouilla*, sources dont la moindre minéralisation trouve souvent son opportunité. Outre que ces eaux, par leur nature, atteignent directement les vices de nutrition, dont on ne saurait nier une part d'influence sur les productions d'acide urique et d'urates, elles ont encore l'avantage de modifier heureusement les fonctions digestives, si souvent délabrées, et d'exercer un effet sédatif sur les organes urinaires, dont l'irritabilité au moins n'est pas contestable.

Les graviers constitués par de la *cystine* ou par des éléments dont l'*acide oxalique* forme la base, ne sont pas considérés en clinique comme autant d'espèces auxquelles on doive rattacher des médications différentes de celles que nous avons attribuées aux concrétions formées par l'acide urique et les urates. Tout indique, en effet, que la nature du mal, ou mieux la cause première, ne varie pas beaucoup, puisque le même traitement local et général, les mêmes eaux minérales, modifient heureusement ces affections et les guérissent même. Il est utile cependant d'être parfaitement renseigné sur la composition chimique de la gravelle, puisqu'il y aura à interdire certaines substances si celle-ci contient de l'acide oxalique.

Nous avons déjà dit plus haut que les carbonates alcalins, les vins mousseux, quelques aliments végétaux, tels que l'oseille et les pois chiches, et enfin la rhubarbe et les lichens, rendaient l'urine très-sensiblement chargée d'oxalate de chaux.

La *gravelle phosphatique* étant presque toujours le symptôme d'une maladie locale de l'appareil urinaire, et plus spécialement encore le signe d'une affection de la vessie, c'est contre cet état morbide que nous devrons diriger nos moyens d'action. Ce n'est pas à dire qu'elle ne prenne jamais son origine dans une lésion des reins; mais quand celle-ci coexiste, elle est plus souvent la conséquence d'une altération du réservoir urinaire qu'une maladie essentielle préexistante.

Le rapport de cause à effet entre le catarrhe et les productions phosphatiques terreuses, blanches ou grises, sous leurs diverses formes de sable, de plaques ·ou de graviers, s'observe si souvent dans la pratique médicale, que l'idée de l'une rappelle aussitôt l'idée de l'autre; cependant on ne doit pas se dispenser de rechercher la cause réelle, puisqu'il est bien démontré que d'autres altérations du réservoir urinaire développent et entretiennent cette maladie. De ce nombre sont les fongus, les polypes, les cancroïdes, le cancer et toutes les dégénérescences organiques en général. C'est donc à la cause principale qu'il faudra s'adresser, et si, comme cela arrive communément, le sujet présente tous les symptômes d'un catarrhe de la vessie, c'est contre cette affection qu'il faudra diriger le traitement. Nous avons donné d'assez longs détails sur la façon de procéder en pareil cas pour n'avoir pas à y revenir ; cependant, nous ferons remarquer que dans une affection comme celle-ci, qui épuise généralement le malade, il serait insensé d'accorder une large place aux considérations chimiques, et de prescrire une alimentation qui aurait au moins le défaut de ne pas être nutritive. L'expérience clinique démontre, au contraire, que ces sortes de malades ont besoin d'être soutenus par tout ce que la diététique animale nous fournit de plus riche et de plus réparateur. Il est indispensable de donner des forces, et d'en donner beaucoup, afin de remplacer celles qui disparaissent par l'exagération de la sécrétion vésicale. Le quinquina, les ferrugineux, les apéritifs, en redonnant du ton à l'organisme tout entier, rendront plus efficace encore le traitement local. Quant aux eaux minérales, on conseille bien quelquefois, et c'est avec raison, *Vittel*, *Contrexeville*, *Pougues*, *Évian*, ou encore dans quelques circonstances *le Boulou*, *Vals* (sources : Rigolette, Magdeleine), *Cusset* (source Sainte-Marie), *Vichy* (sources Lardy, Mesdames, Sainte-Marie) ; mais nous pensons que l'occasion se présentera plus souvent de leur préférer les eaux alcalino-sulfureuses, que nous avons recommandées à propos du catarrhe vésical : *Cauterets* (sources faiblement sulfurées : Rieumizet, Petit Saint-Sauveur), *Luchon* (sources douces : Bordeu, Ferras, Bosquet, la Blanche), *Saint-Sauveur*, *Molitg*, *la Preste*, *Olette*, *Ax*, *Saint-Honoré*,

Après cette exposition, en termes généraux, du traitement à suivre pour atteindre à la guérison, nous devons indiquer encore la conduite que le chirurgien aura à tenir quand le gravier, quelle qu'en soit la nature, sera retenu dans la vessie ou dans l'urèthre.

Le fait de la rétention d'un ou plusieurs graviers dans le réservoir urinaire étant absolument en dehors de l'ordre naturel des événements, il faut se demander d'abord quel en est le motif. Le cas le plus ordinaire est une affection spasmodique du col, accompagnée ou non de la paresse de la vessie. Pour s'assurer si réellement l'un de ces états est cause du séjour prolongé du gravier dans la cavité vésicale, on fait uriner le malade, et aussitôt après, la sonde étant introduite, on étudie les impressions que ressent le malade au moment où le bec franchit le col. Si la sensibilité est vive, quoique la résistance opposée à l'instrument ne soit que médiocre, il est très-probable que cet état pathologique existe ; et si, aussitôt après l'introduction de l'instrument, une certaine quantité d'urine s'écoule, il est certain qu'à cette affection du col se joint un défaut de contractilité des parois vésicales. Le traitement consiste alors à habituer le canal et le col au contact des bougies, à émousser ainsi leur sensibilité, résultat que l'on obtient en quelques jours. Quant à la paresse de la vessie, on la combat par les injections et les irrigations d'eau, dont on diminue graduellement la température. Il est très-rare que ces traitements ne soient suivis, dans un court espace de temps, de l'expulsion spontanée de la gravelle ; cependant, si le corps étranger persistait à rester logé dans le réservoir, le devoir du chirurgien serait d'en pratiquer le broiement, à moins qu'il n'y ait contre-indication à cette opération, soit dans l'état général, soit dans l'état local du sujet.

Voici comment on procède :

Après avoir fait coucher le malade dans la position que nous avons indiquée, et de façon que le siége repose sur un plan dur, susceptible d'être élevé ou abaissé dans tous les sens au gré de l'opérateur, on pousse quelques injections d'eau froide dans la vessie, selon les règles décrites. Tout le liquide étant écoulé, on introduit environ cinquante grammes d'eau ; dans cette condition, le réservoir étant contracté par l'impression du froid, et la concrétion se trouvant dans une petite quantité de liquide, il sera beaucoup plus facile de la saisir. Ne perdons pas de vue que nous parlons d'un gravier, c'est-à-dire d'un corps étranger relativement petit et en conséquence difficile à trouver ; mais que s'il s'agissait d'un calcul, au contraire, nous préférerions la méthode diamétralement opposée.

Ces précautions préliminaires étant prises, le lithotribe est engagé dans le canal de l'urèthre. Dès

Fig. 35 et 36.

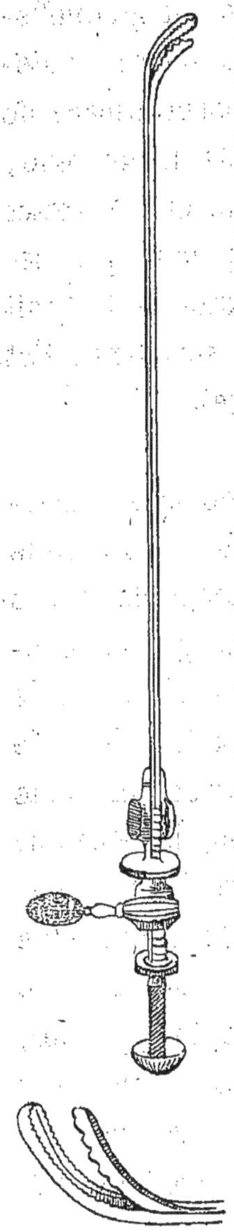

que l'instrument a franchi le col, l'opérateur le ramène vers lui de façon à le faire arc-bouter contre le pubis, et, le tenant solidement fixé dans les doigts, il pousse la branche femelle jusqu'à ce que celle-ci rencontre la paroi postérieure de la vessie et même la déprime un peu. Pendant ce premier temps, le gravier est entraîné dans la direction de cette même branche femelle, et il suffit de pousser la branche mâle pour qu'il soit pris entre les mors de l'appareil. En admettant qu'il n'y ait pas réussite à la première manœuvre, ce que l'on constate, *non pas par le contact des deux branches*, ce qui exposerait à pincer la vessie, *mais par un rapprochement tel qu'un gravier ne puisse être logé entre les mors*, on recommencera la même opération, soit de la même façon, soit en imprimant un mouvement de rotation au lithotribe, après avoir élevé ou abaissé le bassin, ou bien encore après avoir ébranlé par quelques secousses les parois latérales de l'hypogastre. En s'aidant de ces diverses manœu-

Lithotribe à pignon.

vres, le gravier est saisi. Dès qu'on le tient, *il faut ramener l'instrument au centre de la vessie*, et alors seulement exercer une pression qui rapproche les deux mors et broie la concrétion. Dans quelques cas heureux, l'opération dure, en tout, à peine deux minutes; quelquefois cependant, elle se prolonge au-delà de ce terme; mais, règle générale, on ne doit pas fatiguer le malade plus de cinq minutes. Si, dans cet espace de temps, le chirurgien n'a pas réussi à détruire le corps étranger, il devra sans hésiter remettre l'opération à un autre jour.

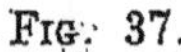

Fig. 37.

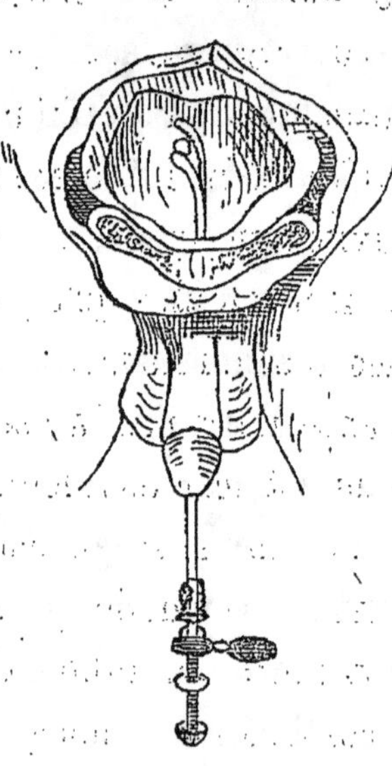

Lithotritie.

Il est au moins une circonstance qui impose l'obligation de modifier le manuel opératoire que nous venons d'indiquer. Quelquefois le gravier est arrêté et retenu en place tout près du col ; il y a nécessité de le détacher de là pour en opérer le broiement. Voici comment le chirurgien pare à cette éventualité : Après avoir placé son instrument contre le pubis, il le fait mouvoir sur lui-même et le conduit ainsi à la rencontre du gravier. Dès qu'il est arrêté par l'obstacle, l'opérateur se rend compte exactement du point que celui-ci occupe, et aussitôt après il s'en éloigne, afin d'ouvrir librement le lithotribe, manœuvre exécutée en poussant seulement la branche femelle. Cela fait, il faut revenir vers le gravier, et, dès que la branche mâle est arrêtée par l'obstacle, il n'y a plus qu'à fermer l'instrument pour le saisir et l'ébranler. La plupart du temps le gravier est délogé du premier coup ; pour le ressaisir, il n'y a plus qu'à opérer selon les principes indiqués tout à l'heure.

Cette circonstance n'est pas la seule qui se produise : si la vessie est accidentellement excavée en arrière et en bas, le gravier ira se placer au fond de cette coupe. Dans la méthode générale que nous avons décrite, les mors du lithotribe sont dirigés en haut ; dans l'espèce dont nous parlons, ils devront, au contraire, être dirigés en bas. Ce n'est pas tout : après avoir introduit le lithotribe au centre du réservoir, on dirigera le bec en bas, et, faisant plonger l'instrument dans l'excavation, on ira heurter contre le corps étranger. Dès que la situation sera bien déterminée, on élèvera doucement le lithotribe, et, écartant alors les deux branches, en les faisant mouvoir l'une et l'autre (et non l'une des deux seulement), l'instrument sera ramené dans l'excavation pour saisir le gravier. Il est indispensable, avant d'aller plus loin, de savoir que lorsqu'on opère dans ces conditions la véssie est facilement saisie en même temps que le gravier, et qu'il est donc nécessaire, pour éviter cet accident, non-seulement de ramener le lithotribe au centre de l'organe avant de procéder au broiement, mais encore de lui faire exécuter un mouvement demi-circulaire tendant à ramener les mors en haut. Si, dans cette évolution, le malade n'accuse aucune douleur, le chirurgien pourra broyer avec confiance.

N'ayant à nous occuper que des graviers, et le lithotribe le plus simple, dit explorateur, étant suffisant, soit pour les ramener au dehors sans les intéresser, soit pour les écraser entre ses mors s'ils sont friables, ce serait nous écarter de notre sujet que de donner ici la description des instruments inventés pour broyer les calculs.

Cependant, voulant satisfaire la curiosité du lecteur, nous représentons ici les plus connus et les plus puissants, ceux qui dans les trente dernières années ont servi à pratiquer l'opération dont nous voulons parler.

Fig. 38.   39.   40.   41.   42.

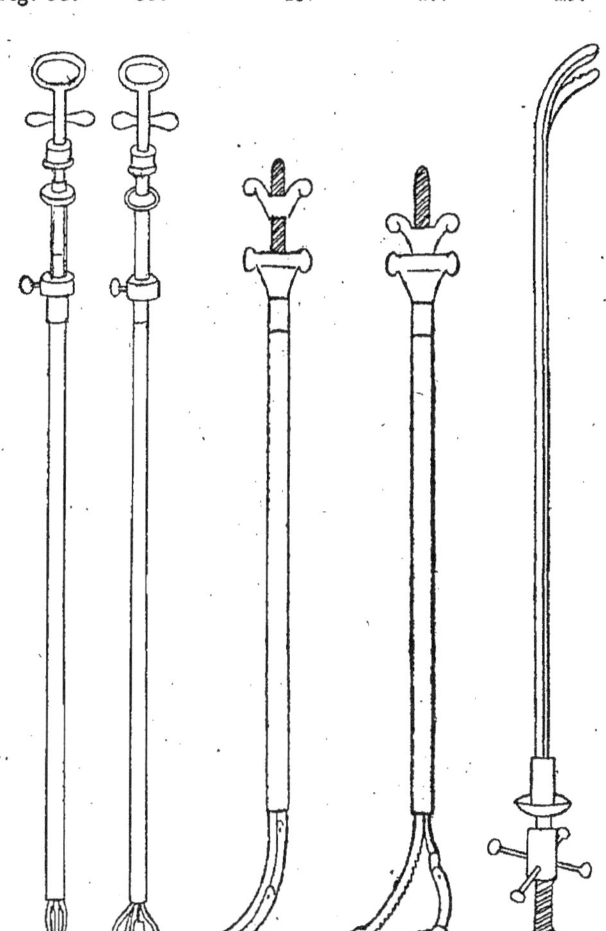

38. Pince à trois branches, presque fermée.

39. Le même instrument ouvert, avec perforateur au centre.

40. Brise-pierre articulé de Jacobson, fermé.

41. Le même, ouvert.

42. Lithotribe à volant.

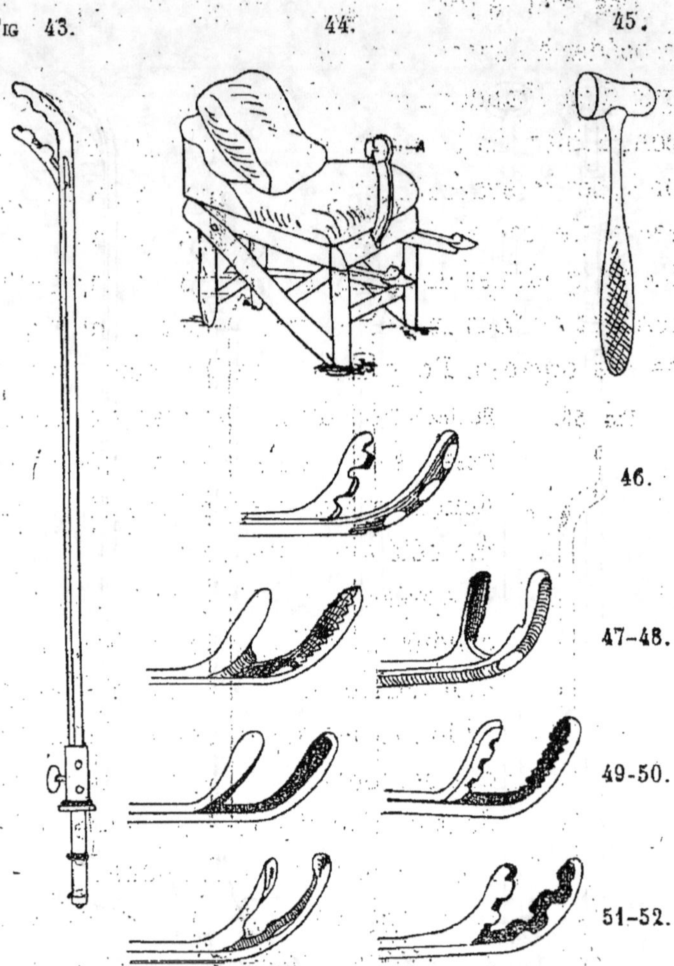

43. Percuteur courbe à marteau de M. Heurteloup.

44. Lit sur lequel M. Heurteloup plaçait son malade. Avant de broyer le calcul à coups de marteau, l'auteur fixait solidement l'instrument à l'aide de l'appareil en fer A.

45. Marteau en fer, manche en bois.

46 et suivantes. Diverses modifications apportées aux becs du lithotribe.

Dès que le gravier a été broyé, il vaut mieux procéder à l'évacuation artificielle de ses fragments que d'en abandonner l'expulsion aux seuls efforts contractiles de la vessie et de l'urèthre. En usant de la sonde évacuatrice, on aura l'avantage de préserver le col et le canal du contact de ces fragments, quelques-uns pointus et anguleux, qui déchireraient ou tout au moins irriteraient la muqueuse de ces organes. De plus, le malade aura ainsi la satisfaction d'être entièrement débarrassé, sur l'heure, d'un corps étranger dont la présence dans la vessie l'avait inquiété avec juste raison.

Après avoir fait mettre le malade à genoux sur un lit, on introduit la sonde évacuatrice. Celle dont nous donnons ici le modèle appartient à M. Mercier; elle est coudée et présente un volume dont le diamètre facilite la sortie des fragments. Ainsi que l'indique la figure, cet instrument est à double courant : le conduit qui amène l'eau commence en A et finit en B; celui qui la ramène commence en C et finit en D. Afin que l'ouverture C ne blesse pas les tissus sur son passage, on introduit l'instrument armé d'un mandrin en baleine M, qui l'obture complète-

Fig. 53.

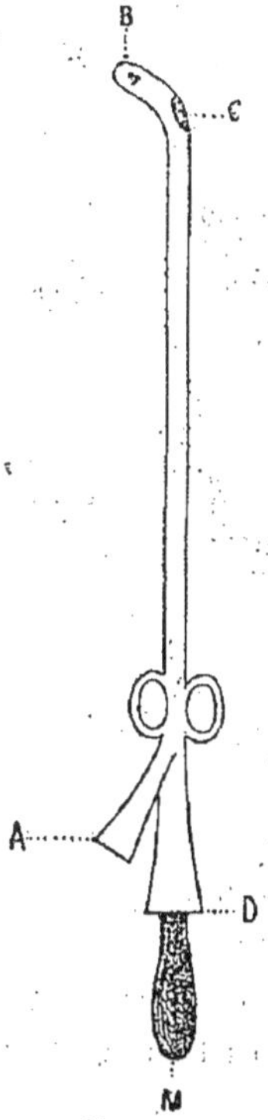

Sonde évacuatrice de M. Mercier

ment. Il suffit de regarder avec attention le dessin montrant l'instrument, pour se rendre un compte exact de la manière dont il fonctionne.

Dès que l'instrument est en place, le chirurgien procède à des injections continues, en ayant soin cependant de fermer de temps en temps l'ouverture A pour laisser se vider entièrement la vessie par le conduit CD. Enfin, quand le moment est venu de retirer la sonde, on doit agir avec de grandes précautions et s'arrêter à la moindre résistance, qui ne peut venir évidemment que d'une parcelle du gravier arrêtée dans l'œil de l'instrument, parcelle qui labourerait les chairs, si malheureusement on voulait quand même ramener la sonde au dehors. Dans ce cas, il faut, à l'aide du mandrin ou en poussant une injection, rejeter le corps étranger dans la vessie, et recommencer l'irrigation, pour qu'il s'engage cette fois dans une situation plus favorable et soit conduit hors du réservoir par le flot du liquide.

M. Maisonneuve a eu l'idée d'un instrument spécial, dit *lithéxère*, destiné à éliminer les détritus de corps étrangers. Il suffit d'imprimer au volant un mouvement de rotation pour que le débris lithique, une fois engagé dans l'œil de la sonde, relativement plus spacieux que celui qui existe sur les appareils de même nature, soit broyé « comme grain de café » selon l'expression de l'auteur, et soit chassé au dehors sous la forme de poussière.

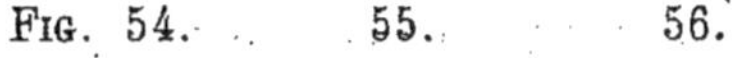

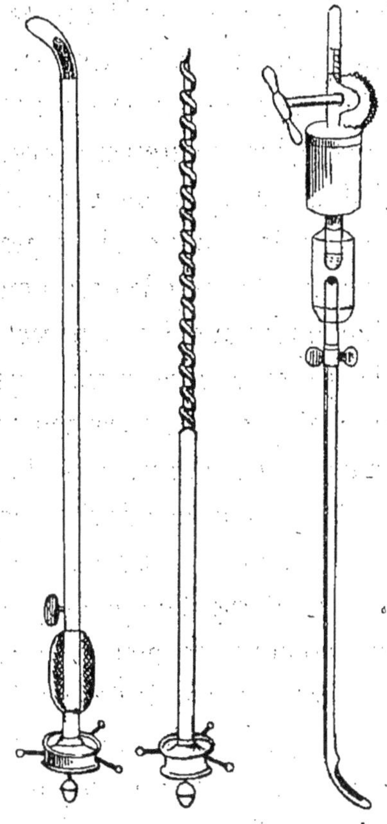

54. Lithéxère de MAISONNEUVE.

55. Vis intérieure servant à ramener les graviers engagés
dans l'œil du lithéxère.

56. Évacuateur-aspirateur de M. CLOVES, modifié par MM. ROBERT
et COLLIN.

Il existe un évacuateur spécial, fort utile surtout
quand la vessie est paresseuse. Le bec, légèrement
courbé, présente, au lieu d'un œil, une excavation

qui le convertit en longue rigole. La sonde qui fait suite n'a qu'un seul conduit. Enfin, l'instrument est terminé par un corps de pompe disposé de telle sorte que, lorsque le liquide est attiré par le jeu d'un piston, il vient d'abord déverser dans un réceptacle où il abandonne définitivement les débris lithiques, et puis passe au travers d'un tissu métallique dans l'appareil aspirateur. Arrivé en ce point, on pousse le piston en sens inverse, et de nouveau ce même liquide est refoulé dans la vessie. Après quelques mouvements de va-et-vient, tous les débris du gravier se trouvent logés dans le réceptacle : tel est l'appareil de M. Cloves.

Quels sont les soins consécutifs à donner au malade ?

Pour si courte qu'ait été la séance de lithotritie, il ne faut pas oublier que la vessie vient d'être soumise à une épreuve, sinon douloureuse, au moins irritante, ce qui oblige à avoir recours à quelques soins particuliers pour se mettre en garde contre toute manifestation inflammatoire. La plupart des chirurgiens ont l'habitude d'abord de pousser dans la vessie une injection émolliente ou très-légèrement modificatrice, préparée avec sept à huit gouttes d'acide phénique; cela fait, ils laissent sortir une moitié du liquide injecté et abandonnent l'autre dans le réservoir en retirant la sonde. Un grand bain est prescrit. En sortant de l'eau, le malade est placé dans un lit, où il doit garder le repos le plus absolu. Enfin, à partir de ce moment, il y aura à surveiller les plus petits incidents survenus dans l'état général ou local, notamment dans la miction, et à les combattre par les moyens appropriés.

C'est en limitant la question à l'état pathologique du réservoir urinaire, et à propos de la paresse de cet organe, compliquée ou non d'une affection du col, que nous avons été amené à conclure en faveur de la lithotritie quand le gravier ne pouvait être expulsé spontanément. Chez le vieillard, nous l'avons répété maintes fois, il n'est pas rare de voir s'ajouter à ces états morbides un développement exagéré de la prostate, entraînant après lui une déviation du canal. Ici, la première préoccupation est de savoir si la phlegmasie de cette glande ne s'est pas propagée dans la vessie, s'il n'y a pas cystite franche ou catarrhe, ce qui indiquerait d'abord le traitement de ces affections. Ces accidents combattus, il y aura à dilater le canal, et principalement la partie prostatique, à l'aide de sondes dont on augmentera insensiblement le volume. En pratique, cette complication n'est pas sans présenter d'assez grandes difficultés, et ce n'est qu'exceptionnellement qu'on pourra se dispenser de recourir à des moyens chirurgicaux pour débarrasser le malade du corps étranger.

Quand le gravier, après avoir pénétré dans le

canal, est arrêté par un état spasmodique, par une valvule, un rétrécissement, une altération organique quelconque, native ou accidentelle, le fait est très-sérieux et oblige à négliger pour un instant le traitement médical, pour recourir aussitôt à toutes les ressources de la chirurgie. Il est évident, en effet, que la situation, outre qu'elle se complique d'une rétention d'urine quelquefois presque complète, ce qui peut avoir à court délai des conséquences désastreuses, deviendra pire bientôt par la phlogose déterminée autour du corps étranger.

Afin de simplifier le problème, éloignons d'abord l'état spasmodique de l'urèthre en disant que dans cette espèce, quand elle est simple, il suffit d'introduire dans la vessie, en passant entre l'obstacle et les parois du canal, une bougie du diamètre le plus étroit pour que le canal perde de sa sensibilité et de sa contractilité anormales, et, reprenant bientôt son calibre naturel, laisse passer le gravier. Ce n'est pas là le seul résultat d'une bougie placée dans

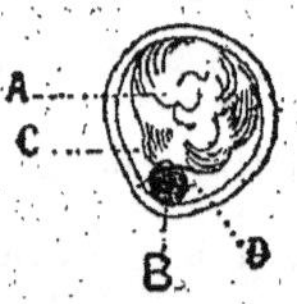

Fig. 57.

Section du canal de l'urèthre.

A. Gravier.
B. Bougie.
C. et D. Espaces libres.

ces conditions. En écartant sur un point le gravier du canal, elle laisse nécessairement la voie libre sur les côtés, et aussitôt l'urine s'écoule en longeant l'instrument, et parfois même il advient que le flot du liquide entraîne le gravier au dehors, après lui avoir fait exécuter un léger mouvement de bascule qui, changeant ses dispositions relatives par rapport au canal, rend réalisable sa marche progressive. C'est principalement quand le corps étranger séjourne dans la portion spongieuse du canal, que l'application de cette méthode curative est suivie des meilleurs effets.

Règle générale : quand le gravier est situé entre la vessie et le collet du bulbe, il faut essayer de le refouler dans la vessie ; quand, au contraire, il réside dans la portion du canal comprise entre ce même collet et le méat urinaire, on doit essayer de le ramener au dehors.

Admettons, pour aller du simple au composé, que le gravier soit engagé dans cet espace dit *fosse naviculaire*, placé dans l'épaisseur du gland : le chirurgien, après avoir exploré la concrétion à l'aide d'un stylet mousse, devra apprécier si celle-ci peut franchir le méat sans le lacérer ; dans le cas opposé, il y a obligation d'agrandir cette ouverture naturelle en l'incisant dans le sens de sa longueur et vers le frein. Cette petite opération devrait être pratiquée encore si, le méat reposant un peu trop haut sur le

Fig. 58. 59.

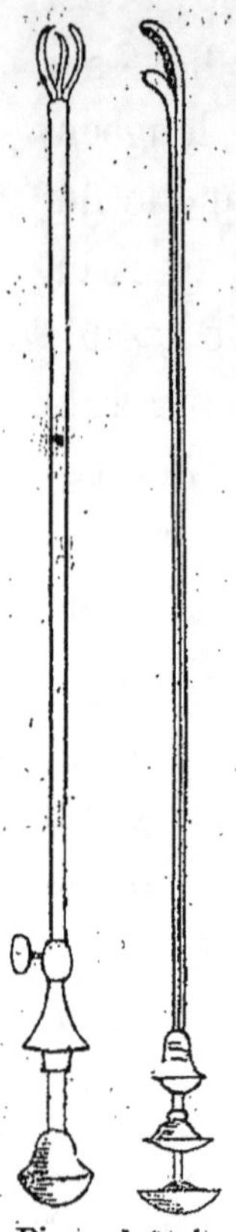

sommet du gland, il en résultait une courbure du canal ayant l'inconvénient d'entraver la sortie du gravier. Cela fait, il y aura à choisir, entre tous les instruments dont on dispose, celui qui semble se prêter le mieux à l'extraction du corps étranger. Quelquefois la pince la plus vulgaire suffira, et plus spécialement la pince de Hunter; mais il peut se faire aussi que l'opération offre assez de difficultés pour qu'il y ait obligation de recourir à un brise-pierre uréthral. Comme l'occasion se présente souvent d'employer ce petit appareil, nous allons le décrire avec les principaux perfectionnements qu'on lui a fait subir.

Pince à trois branches de Hunter.

Brise-pierre uréthral de M. Civiale.

Brise-pierre uréthral de Civiale, le plus simple de tous. C'est le brise-pierre ordinaire construit dans des proportions beaucoup moindres (fig. 59).

Brise-pierre de M. Mathieu. Ici, le mors femelle (le plus éloigné) étant mobile sur une charnière, on peut l'introduire debout, ce qui facilite son passage entre le gravier et le canal. Parvenu en arrière de la concrétion, il suffit de mouvoir une virole pour le rendre coudé et le faire arc-bouter contre la

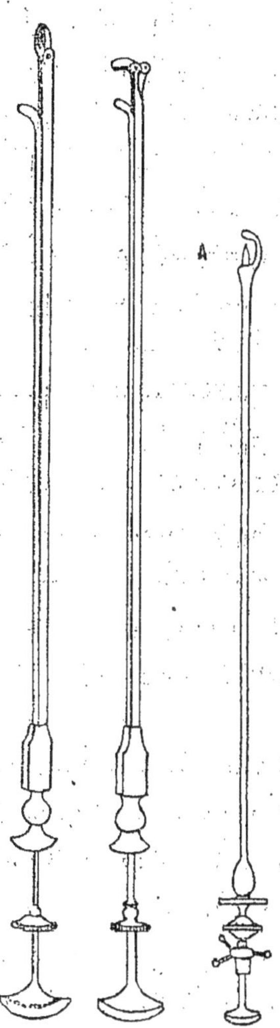

60. 61. Brise-pierre uréthral, à mors femelle mobile, de M. MATHIEU.
62. Brise-pierre uréthral de M. RELIQUET.
A. Perforateur mobile.

paroi postérieure de la concrétion, de telle sorte que dans cet état le mors femelle remplit l'office de curette et sert au besoin à ramener au dehors le gravier, s'il est petit et mobile. Quant à la branche mâle, elle va s'appliquer contre le calcul, en avant, et le brise.

Brise-pierre de M. RELIQUET. Après avoir introduit derrière la concrétion la branche femelle terminée en arc de cercle, on introduit la branche mâle dans laquelle est logé et caché un perforateur à pointe quadrangulaire. Dès que le gravier est saisi entre les deux mors de l'instrument, il ne reste plus qu'à faire mouvoir le perforateur en tournant une virole.

Tels sont les instruments les plus connus pour broyer un gravier arrêté dans le canal de l'urèthre. Retenons également que les uns et les autres sont utilisés comme curettes et servent à ramener entier au dehors le corps étranger. Ce dernier résultat ne doit pas être recherché en principe : il a l'inconvénient de contusionner et de déchirer la muqueuse, ce qui nous amène à dire que les débris de la concrétion, après broiement, doivent être laissés en place, qu'il y a tout avantage à retirer l'instrument vide, l'expérience ayant démontré que le flot de l'urine les entraînait au dehors avec moins de douleur et de danger pour le malade.

Nous avons dit qu'on devait détruire sur place ou retirer en entier le gravier retenu entre le méat et le collet du bulbe. C'est là la règle, en effet; mais, en pratique, des circonstances, heureusement très-exceptionnelles, mettent quelquefois le chirurgien dans l'obligation d'inciser le canal de dehors en dedans, au niveau même du point où se trouve le corps étranger. Il faut se rappeler que cette opération ne devra être faite qu'avec la plus grande réserve et à la dernière extrémité, la réunion des lèvres de la plaie étant souvent fort difficile, impossible même à obtenir.

Quand le gravier siége dans la portion membraneuse au niveau de la prostate ou dans le col, il faut le repousser dans la vessie.

Pour arriver à ce résultat, le chirurgien se sert d'une grosse sonde courbe, et, parvenu contre la concrétion, il essaie de la déplacer d'abord par une pression lente et méthodique, et puis enfin de la rejeter dans le réservoir urinaire. Il est arrivé quelquefois, à la grande surprise et à la satisfaction de l'opérateur, de voir sortir par la sonde le gravier qu'il cherchait à repousser. Dans ce cas, la concrétion avait pénétré dans l'œil de l'instrument, de telle sorte que, celui-ci parvenu dans la vessie, le flot urinaire s'engageant dans la sonde avait tout emporté et rejeté au dehors. Quand cette première tentative de refoulement échoue, il faut introduire un tube droit ouvert aux deux extrémités et contenant un mandrin dépassant de quelques lignes le bout destiné à pénétrer dans l'urèthre. Dès que l'instrument est arrêté par le contact du gravier, le mandrin est retiré, et l'on adapte au bout externe une seringue chargée d'eau. Le premier effet de l'injection est de dilater la portion de l'urèthre placée immédiatement au-devant de l'obstacle; mais bientôt après, sous la pression du liquide, le gravier est repoussé dans la vessie.

Enfin, ici comme dans le cas précédent, nous aurons le secours du brise-pierre uréthral, et en dernier lieu la ressource ultime d'une opération chirurgicale tendant à livrer passage au corps étranger par une ouverture pratiquée dans la région périnéale.

La série des accidents dont nous venons de nous

entretenir se présente quelquefois chez la femme, mais ici ils n'ont plus la même gravité, la dilatabilité de l'urèthre et son court trajet rendant moins difficile l'application des instruments lithotriteurs ou l'introduction de la curette. Il est urgent toutefois, malgré les récits d'expulsion spontanée, de ne pas livrer aux seuls efforts de la nature l'élimination des concrétions qui restent engagées dans ce canal, attendu que trop souvent ce défaut d'intervention chirurgicale a eu pour conséquence l'ulcération des parties contiguës et la création de fistules toujours difficiles à guérir.

Telles sont, en résumé, les quelques appréciations que nous avons voulu porter à la connaissance des malades atteints d'INFLAMMATION, de CATARRHE DE LA VESSIE, ou tributaires de l'AFFECTION LITHIQUE.

Si, de l'étude de ces quelques pages, le Lecteur devait conclure que ces divers états pathologiques ne sont pas aussi simples dans leur nature qu'il l'avait cru jusque-là, ou seulement s'il devait être convaincu qu'un même traitement ne saurait s'appliquer indistinctement à tous ceux qui souffrent de l'une de ces affections, nous estimerions encore que nous n'avons pas perdu notre temps en les écrivant

FIN.

TABLE DES MATIÈRES.

Excrétion urinaire. — Anatomie et physiologie.   7
  Reins 8
  Uretères 12
  Vessie 13
  Canal de l'urèthre, chez l'homme 22
  Glande prostate 24
  Canal de l'urèthre, chez la femme 27
  Urine 28

1re PARTIE.

INFLAMMATIONS DE LA VESSIE.

Cystite aiguë du corps de la vessie 35
  Causes 35
  Diagnostic. — Symptômes 41
  Marche. — Terminaison 45
  Pronostic 48
  Anatomie pathologique 52
  Traitement 56
Cystite chronique du corps de la vessie 67
  Causes 67
  Diagnostic 68
  Marche. — Terminaison. — Pronostic 69
  Anatomie pathologique 70
  Traitement 71
Cystite cantharidienne 73
  Anatomie pathologique 75
  Pronostic 76
  Traitement 77
Inflammations du col de la vessie 79
  Causes 80
  Diagnostic 81
  Pronostic 82
  Traitement 83

2e PARTIE.

CATARRHE DE LA VESSIE.

Causes. 95
Diagnostic. 105
Anatomie pathologique. 120
Marche. — Durée. — Terminaison. 125
Pronostic. 131
Traitement du catarrhe aigu. 133
Traitement du catarrhe chronique. 146
Soins hygiéniques. 168

3e PARTIE.

GRAVELLE. — AFFECTION LITHIQUE OU CALCULEUSE.

Constitution physique et chimique des produits
  lithiques. 172
Acide urique. 178
Urate d'ammoniaque. 180
Xanthine. 181
Cystine. 182
Produits organisés. 183
Urostéalithe. 184
Urate de potasse ou de soude. 185
Urate de chaux ou de magnésie. 186
Phosphate ammoniaco-magnésien. — Phosphate
  de chaux. 186
Oxalate de chaux. 189
Pathogénie de l'affection lithique. 190
Symptômes. 205
Durée. — Marche. 215
Diagnostic. 218
Pronostic. 227
Traitement médical. 230
Traitement chirurgical. — Diverses opérations
  nécessitées par la présence d'un gravier :
Dans la vessie. 247
Dans le canal de l'urèthre. 260

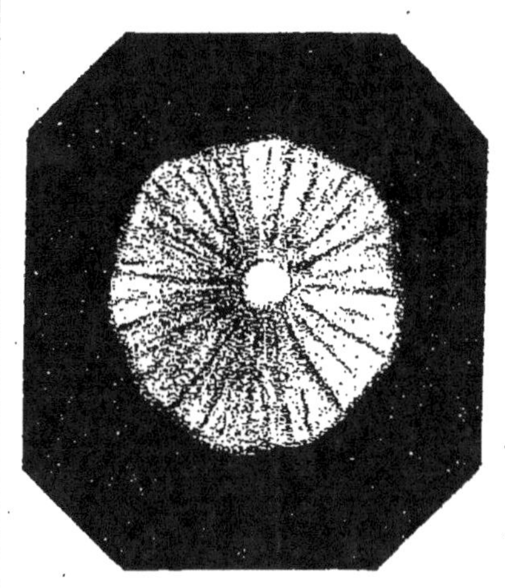
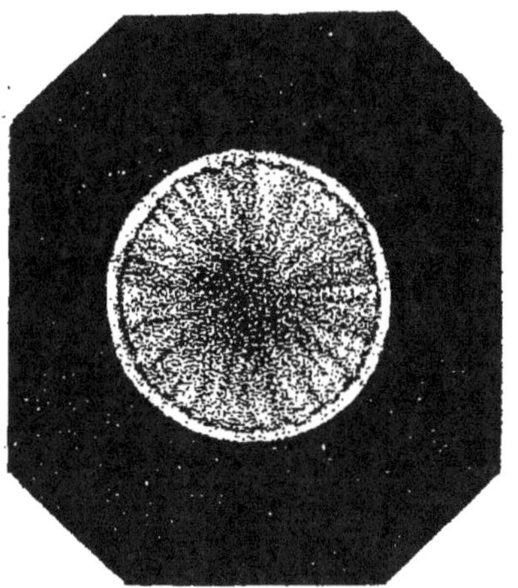
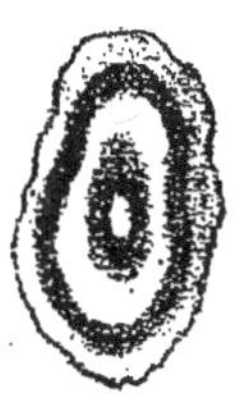
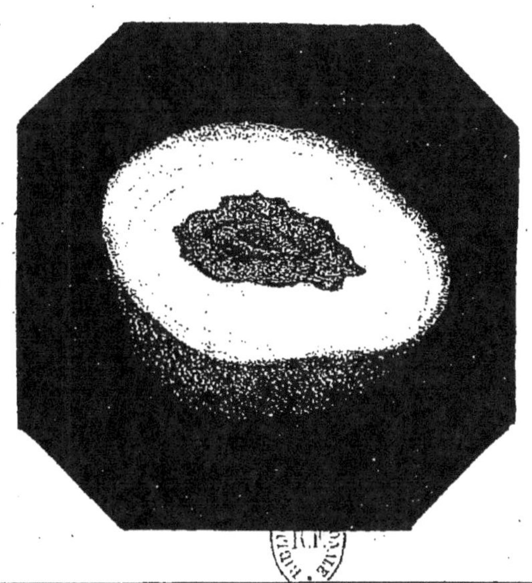

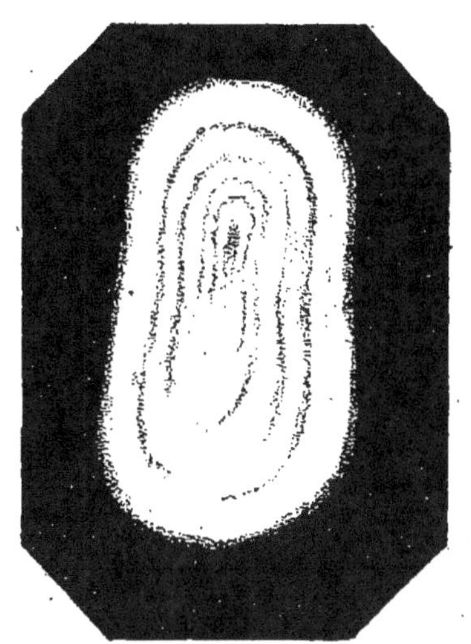

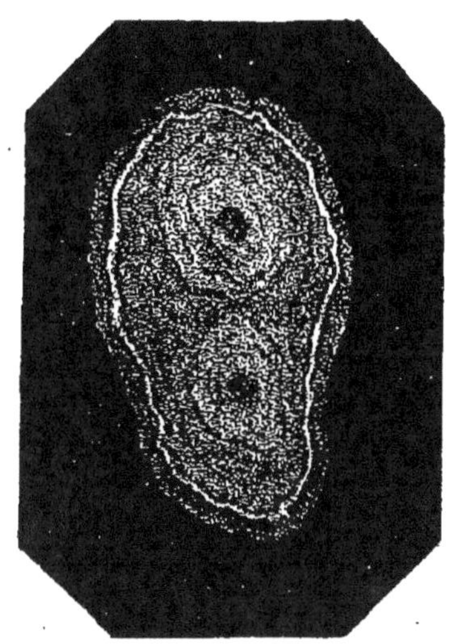

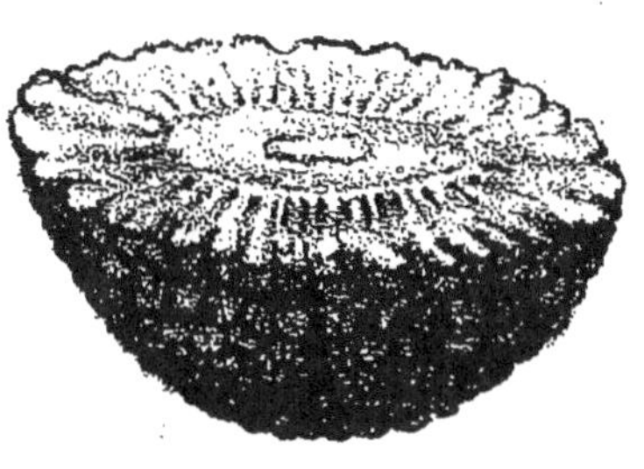

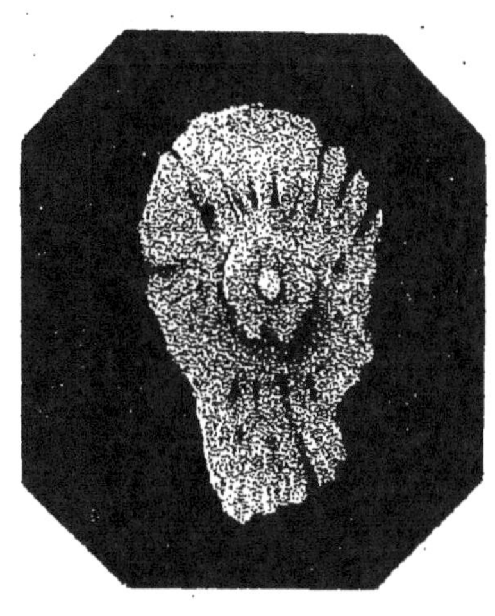

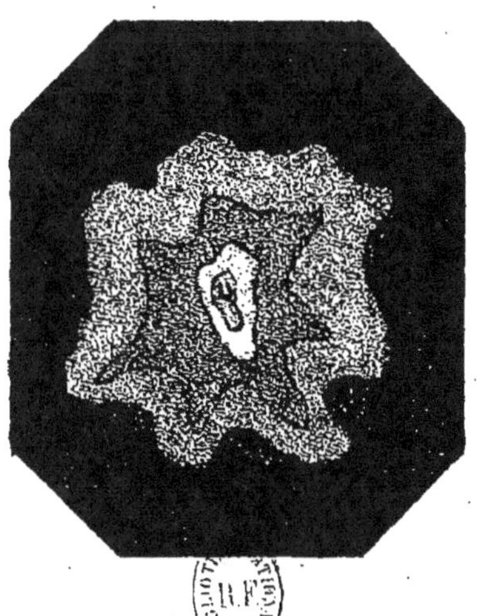

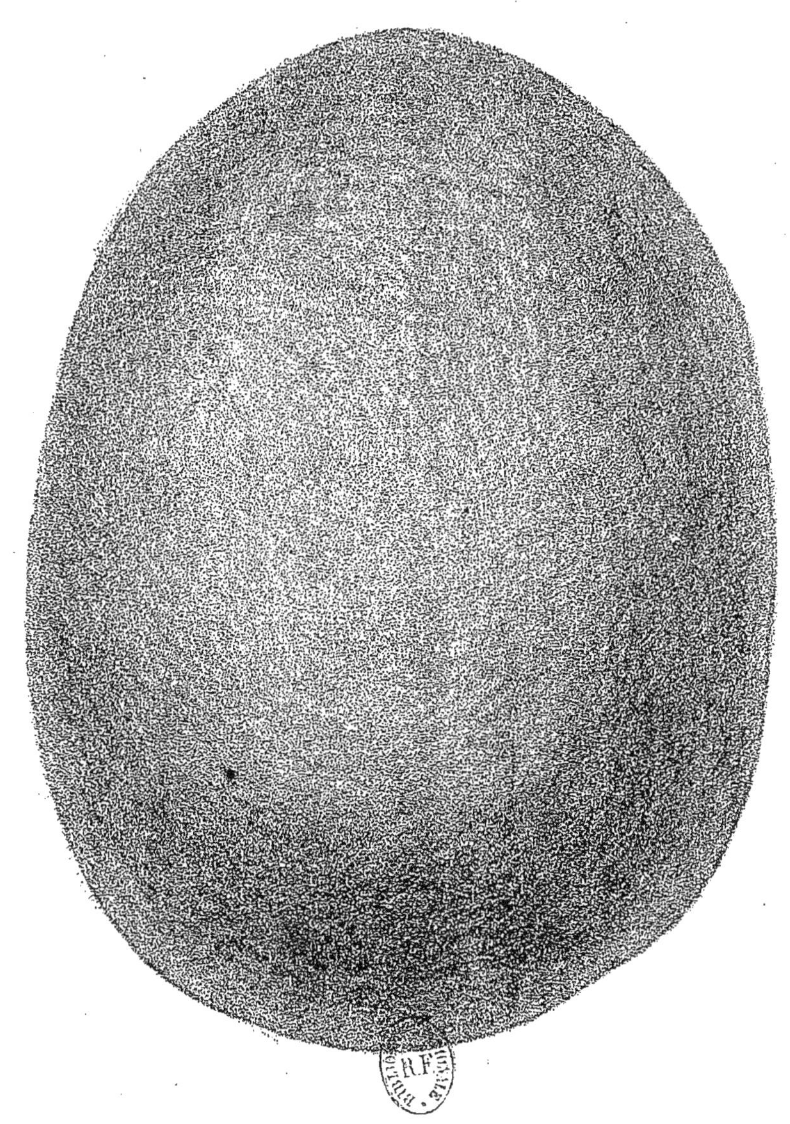

PIERRE extraite par Mr A. ALQUIÉ,
PROFESSEUR DE CLINIQUE CHIRURGICALE.

Poids . . . . 884 Grammes ;

Petite   Circonférence . . . . 27 Centimètres ;

Grande Circonférence . . . . 33 Centimètres.

(Annales Cliniques de Montpellier, 1853 p. 143.)

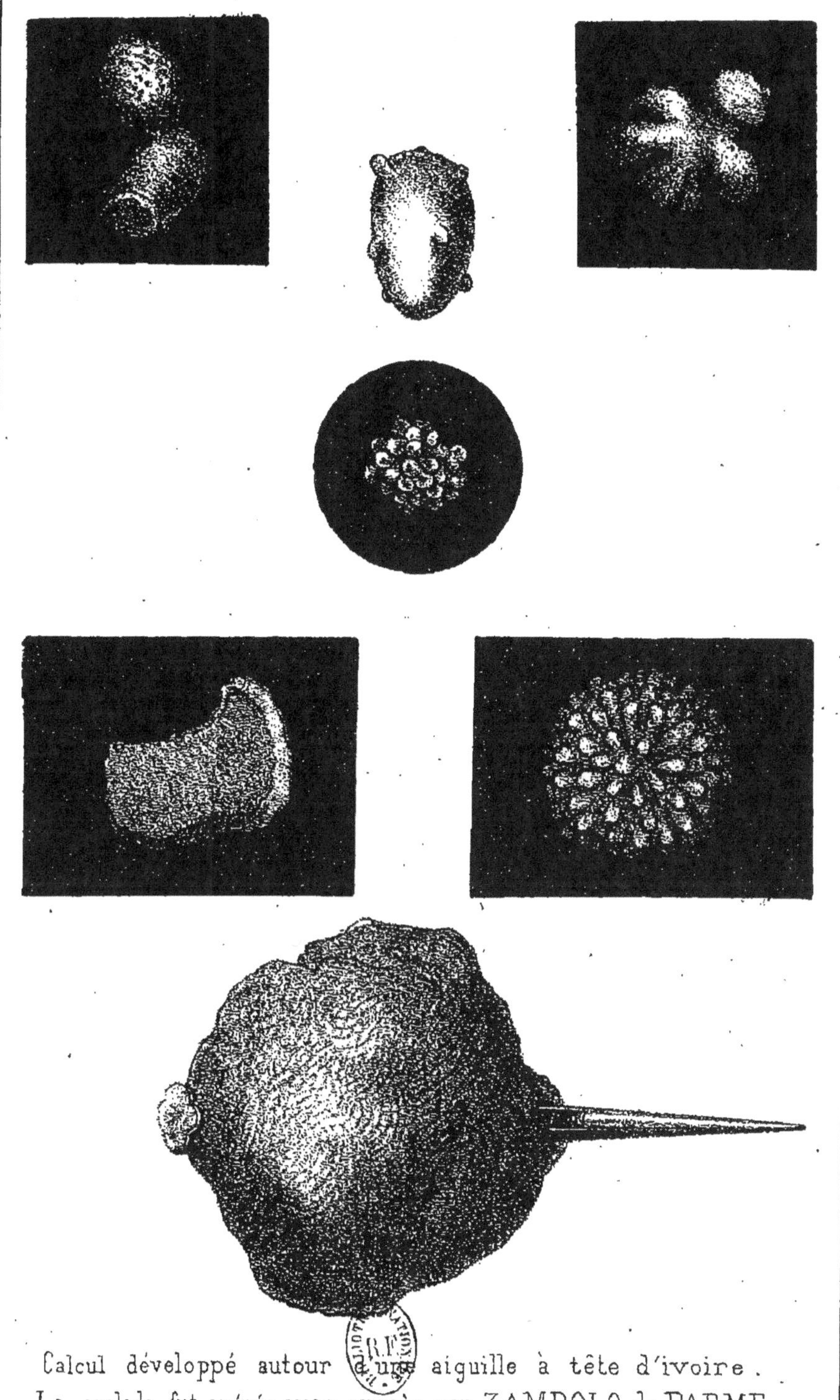

Calcul développé autour d'une aiguille à tête d'ivoire.
La malade fut opérée, avec succès, par ZAMPOLO de PARME.

(Mémoires de l'Académie de Chirurgie Tome III , p. 612)

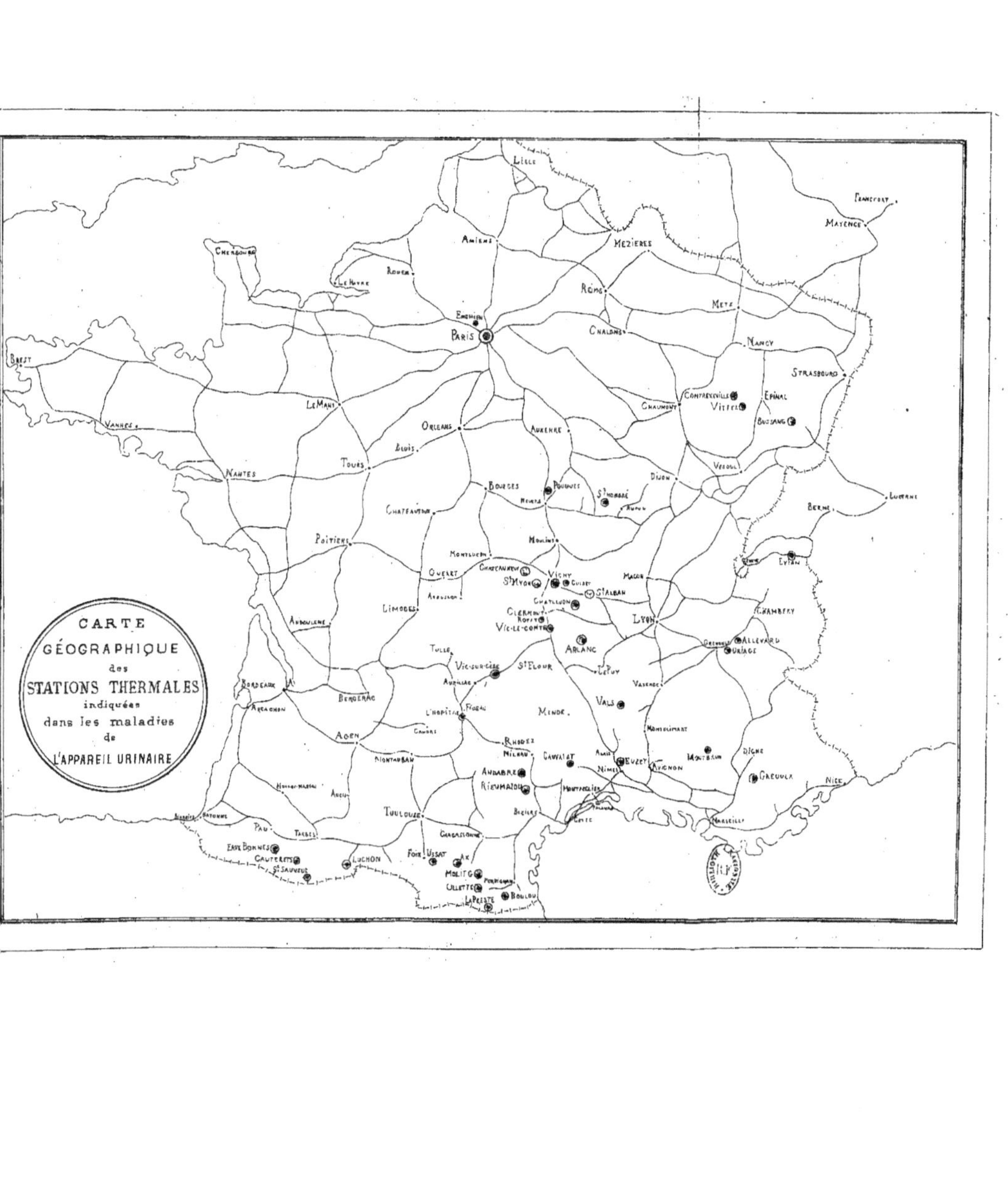

CARTE
GÉOGRAPHIQUE
des
STATIONS THERMALES
indiquées
dans les maladies
de
L'APPAREIL URINAIRE